古方今用之名医集验

不孕症篇

主　编　黄震洲　荣宝山

副主编　张龙梅　史圣华　莫日根

编　委　（以姓氏笔画为序）

史圣华　杜晓萍　张龙梅

荣宝山　莫日根　黄震洲

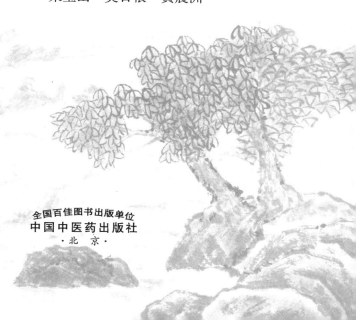

全国百佳图书出版单位

中国中医药出版社

·北　京·

图书在版编目（CIP）数据

古方今用之名医集验. 不孕症篇 / 黄震洲，荣宝山
主编. — 北京：中国中医药出版社，2021.9
ISBN 978-7-5132-5988-0

Ⅰ.①古…　Ⅱ.①黄…②荣…　Ⅲ.①不孕症—中医

治疗法—经方—汇编　Ⅳ.① R289.2

中国版本图书馆 CIP 数据核字（2019）第 301461 号

中国中医药出版社出版

北京经济技术开发区科创十三街 31 号院二区 8 号楼
邮政编码　100176
传真　010-64405721
保定市中画美凯印刷有限公司印刷
各地新华书店经销

开本 880×1230　1/32　印张 8　字数 182 千字
2021 年 9 月第 1 版　2021 年 9 月第 1 次印刷
书号　ISBN 978-7-5132-5988-0

定价　35.00 元
网址　www.cptcm.com

服 务 热 线　010-64405720
购 书 热 线　010-89535836
维 权 打 假　010-64405753

微信服务号　zgzyycbs
微商城网址　https://kdt.im/LIdUGr
官 方 微 博　http://e.weibo.com/cptcm
天猫旗舰店网址　https://zgzyycbs.tmall.com

如有印装质量问题请与本社出版部联系（010-64405510）
版权专有　侵权必究

不孕是指夫妇双方有正常的性生活，同居一年以上，没有采取避孕措施而未能怀孕者。按世界卫生组织的规定，男女双方若并无不愿生育的愿望，同居一年以上、有正常的性生活且均未采取避孕措施，仍未能受孕者称不孕症。近年来，人们生存环境日趋恶化，生活节奏不断加快、饮食结构逐渐改变、社会压力频繁增加，人们的生育观念也有所转变，这些因素直接或间接地对人体的生殖系统和内分泌系统造成了严重的影响，导致人类的生育能力逐渐下降，不孕症的发生率呈显著上升趋势。不孕症涉及婚姻和家庭的诸多方面，不仅可以引起夫妻感情不和、婚姻危机，甚至可以影响家庭和睦、社会安定、人类的繁衍，所以不孕症现已成为影响人类发展与健康的一个全球性医学和社会学问题，成为全世界都非常关注的医学焦点问题之一。世界卫生组织曾宣布，将不孕症与心血管病、肿瘤病列为当今影响人类生活和健康的三大主要疾病。

此次在黄海波教授的建议下，我们组织了《古方今用之名医集验——不孕症篇》的编写。本书主要选取包括国医大师及国家第一、二、三、四、五、六批名老中医各省市中有代表性的名老中医的经验，参考其公开出版的著作及期刊上发表的文章，总结其使用经方对于不孕症的治疗特点、用药选方习惯、运用经方治疗该病的典型案例，汇集成册。在此向原作者表示衷心的感谢。

本书共分三章。第一章为诊治概要，分别从中医、西医的角度阐释不孕的分型、病因病机、治则等内容。第二章为经方医论概述。主要选取《伤寒论》《金匮要略》等古医籍中有关治疗不孕的方剂，并摘录历代名医名家论述。第三章为疑难病名家经方治验，分别从名中医简介、辨治心法（经验、要点）、诊疗验案、经验发微等方面总结、阐释名医大家们治疗不孕症的经验，赏析其治疗不孕症的经典案例。

本书参加编写人员及具体编著情况如下。

第一章由黄震洲、荣宝山和张龙梅同志共同编写，第二章由黄震洲、荣宝山和杜晓萍同志共同编写，第三章第一节至第十二节由黄震洲、荣宝山同志编写，第十三节至第二十八节由荣宝山、莫日根和史圣华同志共同编写。

中医是一门经验性、实践性很强的学科，收集整理名老中医的经验可以更好地传承、发扬中医事业，服务社会，为其他医师治疗该病提供参考。本书在编写过程中得到多位医院专家及医学院校老师的支持与指导，在此表示感谢！在完稿之后，由主编、副主编多次审定、修改，并由相关工作人员认真校对后定稿。在打印、修改、校对的过程中，得到了中国中医药出版社工作人员的热情帮助，在此也一并表示感谢。

由于本书篇幅有限，时间紧迫，加之编者水平所限，内容存在纰漏之处，敬请各位读者、广大临床医师特别是擅长不孕症治疗的同道提出宝贵意见，以便日后修订补充完善。

编者

2021 年 3 月

目 录

第一章　诊治概要

　　成功怀孕包括许多环节，所有环节都得正常运作才能怀孕。如精子必须于排卵时集中于子宫颈内；子宫颈口必须扩张且含有适量的生理性白带，以利精子上游进入输卵管内，并获得使卵子受精的能力（男性因素）；女性必须规律性、可预测性和周期性地将成熟的卵泡排出（女性因素）；子宫颈必须能够储存、滤过和营养精子，不断输送精子进入子宫和输卵管（宫颈因素）；输卵管必须能够捕获排出的卵子并有效地输送精子和胚胎（输卵管因素）；子宫必须能够容纳胚胎的植入并维持其正常发育（子宫因素）。可见，怀孕的条件必须要有正常的卵子和精子，要有受精的能力且受精卵能顺利着床。

　　女性生育能力最强时期为 21 ～ 24 岁，最佳生育年龄为 25 ～ 29 岁。以后生育能力缓慢下降，35 岁后迅速下降，45 岁后很少有自然受孕者。因此，若患者年龄已达 30 岁左右，生殖功能旺盛，欲求嗣而一年未受孕者，须及早求医诊治，以免延误最佳生育时期，影响治愈率。古人齐仲甫在《女科百问》中记载了女性孕育的最佳年龄阶段："女人天癸既至，逾十年无男子合则不调……不调则旧血不出……虽合而难子。"按女性 14 岁左右月经初潮计算，10 年之内即是 24 岁左右，指出了这个阶段是女性最佳孕育年龄。

不孕是指夫妇双方有正常的性生活，同居一年以上，没有采取避孕措施而未能怀孕者。按世界卫生组织的规定，男女双方若并无不愿生育的愿望，同居一年以上有正常的性生活且均未采取避孕措施，仍未能受孕者称不孕症。

不孕症涉及婚姻和家庭的诸多方面，不仅可以引起夫妻感情不和、婚姻危机，甚至可以影响家庭和睦、社会安定、人类的繁衍，所以不孕症现已成为影响人类发展与健康的一个全球性医学和社会学问题，成为全世界都非常关注的医学焦点问题之一。世界卫生组织宣布将不孕症与心血管病、肿瘤病列为当今影响人类生活和健康的三大主要疾病。

根据是否怀过孕，可将不孕症分为原发性不孕和继发性不孕。原发性不孕即古文献中所记载的"无子""全不产"，指婚后一年，配偶生殖功能正常，未避孕而从未受孕者；继发性不孕即古文献中所记载的"断绪"，指曾有过生育或流产，又连续一年以上未避孕而未受孕者。若生殖器官解剖生理上有缺陷，无论夫妇哪一方先天或后天经治疗无法纠正而不能受孕者称为绝对性不孕。若夫妇一方因某种因素阻碍受孕，但经过适当治疗纠正而仍能受孕者称为相对性不孕。

西医诊治概要

西医学认为临床上较为常见的不孕症有排卵障碍性不孕症、输卵管阻塞性不孕症、免疫性不孕症及子宫内膜异位症性不孕症4大类。

一、排卵障碍性不孕症

排卵障碍性不孕，指女性因排卵功能障碍导致的不孕，并排除其他导致不孕的各类因素，包括无排卵性和黄体功能不全，主要由下丘脑－垂体－卵巢轴的功能紊乱所致。

（一）无排卵性不孕症

西医学认为无排卵的病因主要与卵巢功能的紊乱有关，临床上常见的卵巢病变有先天性卵巢发育不全、多囊卵巢综合征、卵巢功能早衰、功能性卵巢肿瘤、卵巢子宫内膜异位囊肿等。下丘脑－垂体－卵巢轴的功能紊乱，除引起月经不调、无排卵性月经、闭经等，还有席汉综合征、高催乳素血症、未破裂黄素化综合征，以及肾上腺、甲状腺皮质功能失调等，都会影响卵巢功能，导致不排卵。

对于无排卵性不孕症，西医学常用氯米芬（克罗米芬）等药物诱发排卵，具体如下。

氯米芬：首选的促排卵药，一般适用于体内有一定雌激素水平者。

人绒毛膜促性腺激素（HCG）：一般适用于中期促排卵，能够促使黄体发育。

人绝经期促性腺激素（HMG）：可以促进排卵和黄体的形成。

黄体生成激素释放激素（LHRH）：一般适用于下丘脑性无排卵者。

溴隐亭：一般适用于无排卵伴有高催乳素血症者，能够抑制垂体分泌催乳激素。

雌、孕激素周期序贯疗法：一般适用于卵巢功能较低下、子宫偏小的患者。一般用己烯雌酚配合醋酸甲羟孕酮（安宫黄体酮）一起使用。

（二）黄体功能不全性不孕症

黄体功能不全性不孕症（LPD），是指由于黄体发育不良或过早退化，使孕酮分泌不足或子宫内膜对孕酮反应性降低，而引起的分泌期子宫内膜发育迟缓或停滞，或基质和腺体发育不同步，影响孕卵着床而导致不孕症的发生。

西医学认为，黄体功能不全性不孕症不是一种单一病变，而是内分泌调节异常、卵巢和黄体的自-旁分泌调节异常，以及子宫内膜反应性降低等多种原因导致的。如分泌功能不足、分泌的时相与协调不当、子宫内膜对雌激素增殖作用准备不足、对黄体激素反应欠缺，或盆腔慢性炎症影响局部血供，使卵巢缺乏营养，间接影响黄体功能等等。下丘脑-垂体-卵巢轴与黄体功能之间的关系较复杂，目前对该病的病理机制尚不完全清楚。该病最有可能发生于卵泡期或黄体期。

西医学认为，在治疗本病之前，对因甲状腺素、肾上腺素或催乳素异常等引起的黄体功能不全性不孕症，先治疗其原发病，如果治愈，黄体功能不全性不孕症就会得到纠正。对可能影响黄体功能的潜在性因素，如精神压力或过度运动，以及体重减轻等，尽可能予以矫正。其治疗的药物主要包括如下几种。

孕激素：一般可用于黄体期，以补充体内孕酮的不足。

氯米芬：一般认为此药可以提高黄体对促性腺激素的反应。

促性腺激素：在以上两种药物应用无效时，可以每日在B超监测卵泡和检测雌激素水平条件下使用HCG和HMG，可使黄体期延长，孕酮分泌量增加。

二、输卵管阻塞性不孕症

　　输卵管阻塞性不孕症现为不孕症的首要类型，指由于输卵管不同部位阻塞或粘连引起的不孕，是引起 25% ～ 35% 女性继发不孕的主要原因。临床上多见于盆腔感染、感染性流产、卵巢肿瘤破裂、异位妊娠、经腹子宫肌瘤切除术和附件手术史等引起输卵管和腹膜病变，影响输卵管功能而导致不孕。患者常无明显的临床症状，往往因多年不能受孕，经输卵管通畅试验检查而被发现。

　　西医学认为输卵管具有拾卵、运送精子和早期胚胎的功能，是正常受精的场所。由于手术或盆腔炎症等原因造成输卵管感染后，输卵管的内膜发生肿胀，间质充血，造成管腔粘连闭塞；或因输卵管炎伞端粘连，管腔的渗出物排出障碍，潴留于内而形成输卵管积水；或因结核导致输卵管黏膜的溃疡、干酪样坏死、瘢痕组织的形成，这些因素或造成输卵管的机械性阻塞，或影响了输卵管的蠕动功能、伞端的卵子捡拾功能而导致输卵管阻塞性不孕症的发生。其治疗方法主要包括如下几种。

　　宫腔注射法：将抗生素、地塞米松或糜蛋白酶加入生理盐水中进行宫腔注射。

　　经宫颈输卵管导管疏通术：在 X 线荧光屏下，将导管或导丝经宫颈输卵管口插入输卵管阻塞部位进行疏通。

　　输卵管复通手术：包括输卵管伞端周围粘连分离术、输卵管造口术、输卵管 – 子宫吻合术等等。

　　体外受精与胚胎移植：即通常所说的"试管婴儿"技术，主要包括超促排卵与卵泡监测、取卵手术、精卵体外处理、体外受精、胚胎的体外培养、胚胎移植等步骤。

三、免疫性不孕症

免疫性不孕症，是指患者排卵及生殖道功能正常，无其他致病因素，配偶精液常规检查在正常范围，但有抗生育免疫证据存在，从而造成的不孕症。免疫性不孕占不孕症的 10%～30%，免疫因素是导致女性不孕的重要因素。在不孕夫妇的血清中可检测到抗精子抗体及抗心磷脂抗体，除存在抗精子免疫或抗透明带免疫外，其他方面均正常。

（一）精子免疫

精子有大量特异性表达的精子抗原，可以引起男性的自身免疫反应，也可以引起女性的同种免疫反应。

自身免疫：任何原因的血-睾屏障破坏，如输精管损伤、睾丸附睾炎症等，都将导致精子的异常性抗原接触免疫系统产生抗精子抗体，其引发的免疫性不育占 9%～12.8%。结合于精子膜表面的抗精子抗体可阻碍精子穿过宫颈黏液，干扰精子获能，引起精子的凝集现象，并影响精子的活动和受精功能。

同种免疫：当女性生殖道黏膜炎症破损或精浆中毒免疫抑制物受到破坏时，精子和精浆中的抗原物质会引起女方的同种免疫反应，宫颈上皮细胞产生致敏的分泌性 IgA、IgG，与精子结合后被覆在精子表面，使精子制动，难以进入宫腔，同时 IgG 可起补体固定作用，发挥直接细胞毒作用，使精子发生凝集。

（二）女方体液免疫异常

女性体内可产生抗透明带抗体，改变透明带的形状或组织受精乃至植入过程，从而导致不孕。抗心磷脂抗体可引起种植部位小血管内血栓形成，导致胚胎种植失败。

（三）子宫内膜局部细胞免疫异常

子宫内膜局部存在大量的免疫细胞，它们在胚胎种植中具有帮助绒毛实现免疫逃逸的作用，有利于胚胎种植。因此，子宫内膜局部的免疫细胞如 NK 细胞、T 细胞和 B 细胞的功能异常都可能导致种植失败和不孕。

针对上述免疫性不孕症，西医治疗方法有以下几种。

隔绝疗法： 禁欲或使用避孕套进行房事，避免精子和（或）精浆抗原再次刺激女方，以减少女性免疫活性细胞与抗原接触的机会，从而不产生新的抗体，使原有抗体滴度逐渐下降直至消失。但此法治疗周期较长（6～12 个月），而且复发率高。

免疫抑制剂疗法： 目前应用较多的是类固醇激素疗法，如多用肾上腺皮质激素抑制体内免疫反应，使精子抗体滴度下降，包括短期大剂量疗法、中剂量疗法和小剂量疗法等。如夫妇双方都存在抗精子抗体，则需要同时治疗。但此法不良反应大，很少使用。

宫腔内人工授精： 将经体外处理后的活动精子直接移植入宫腔，可能克服部分免疫性因素，提高受孕率。

配子输卵管内移植及体外受精 – 胚胎移植： 后两种疗法方法繁杂，设备要求高，成本较高，且确切效果尚不能确定。

四、子宫内膜异位症性不孕症

子宫内膜异位症，是指具有生长功能的子宫内膜腺体和间质出现在子宫腔被覆黏膜以外的身体其他部位所引起的病变，是一种与不孕症密切相关的妇科常见疾病。

西医学认为，由于异位的子宫内膜周期性脱落、出血，使局部产生粘连，可导致输卵管不通或者通而不畅；异位病灶能产生大量的前列腺素，影响输卵管的蠕动，使卵子运行受阻；子宫内膜异位可导致血清催乳素增高，从而影响卵巢的功能，导致排卵障碍或出现黄素化未破裂综合征；异位内膜脱落出血，腹腔液中含有大量巨噬细胞，其在局部免疫系统中受到刺激后会出现不同的效应，从而可进入输卵管吞噬精子和干扰精子的正常活动，这是子宫内膜异位症导致不孕症的重要因素。

西医治疗方法主要有以下 4 种。

药物疗法：主要用于轻度子宫内膜异位症性不孕症，且症状较为显著的患者。临床主要以激素疗法为主，如孕激素疗法、假孕疗法、假绝经疗法等。

手术疗法：主要有腹腔镜和开腹手术疗法等，其主要目的是为了减轻患者疼痛，消除子宫内膜异位结节，降低疾病的复发率及术后粘连率，促进患者生育功能的恢复。相对开腹手术来说，腹腔镜疗法具有创伤小、并发症少等优势，目前已基本代替了开腹手术疗法。

手术联合药物疗法：目前国外医学专家也对药物和手术联合治疗子宫内膜异位症性不孕症的情况进行了大量的研究，最终结果显示，针对中重度子宫内膜异位症可采取外科治疗，且强调了药物和手术联合治疗的结合性。

人工辅助生育技术：主要用于上述治疗方法失败之后。具体包括人工授精、体外受精－胚胎移植、卵胞浆内单精子注射等。其中最为常用的是人工授精法。

中医诊治概要

孕育是繁衍民族的根本，历代医家对不孕的研究源远流长，文献繁多。"孕"在《说文解字》中的解释为："裹子也。"《辞海》中的解释为："怀胎。"现存古籍中对于"不孕"的首次记载可追溯到《周易·九五爻辞》："九五：鸿渐于陵，妇三岁不孕。"在《素问·骨空论》中正式提出了"不孕"之病名："督脉者，起于少腹以下骨中央，女子入系廷孔，其孔，溺孔之端也……此生病，从少腹上冲心而痛，不得前后，为冲疝，其女子不孕。"并认识到由于年老，生殖功能减退，不能生育的生理现象。此外，中医古籍文献中还有"绝孕""无子""绝子""断绪""全不产"等称谓。如《神农本草经》紫石英条下记载："女子风寒在子宫，绝孕十年无子。"《素问》："七七，任脉虚，太冲脉衰少，天癸竭，地道不通，故形坏而无子。"晋·皇甫谧的《针灸甲乙经·妇人杂病篇》中谓："女子绝子，衃血在内不下，关元主之。"《诸病源候论》："妇人吸之，阴气益盛，子道通。阴气长，益精髓脑。少小者妇人，至四十九以上，还生子。断绪者，即有子。"历代中医医籍中多设有"求嗣门""种子门""嗣育门"对不孕症单独加以论述。

一、病因病机

1. 肾虚 中医学认为肾为先天之本，为冲任之本，胞脉之所系，元气之根，主藏精气，是生长、发育、生殖之动力。肾中精气的盛衰，主宰着人体的生长、发育及生殖功能的成熟和衰退，女人的生长、发育、生殖、衰老各阶段的生理过程亦与肾气盛衰紧密相关，女人一些特有的生理现象——经（月经）、带（白带）、胎（胎孕）、产（分娩）、乳（哺乳）等也与肾中精气关系密切。故肾气盛，则冲任通盛，血海按时满溢，月事以时下，故能有子。如女子因先天禀赋不足，或早婚多产，房事不节，损伤肾气；或大病久病，累及于肾；或年事偏高，肾气渐虚，不能化生精血为天癸，天癸乏源，冲任血海空虚，冲任虚衰则不能摄精成孕；又或者素体肾阳虚或寒湿伤肾，肾阳亏虚，命门火衰，阳虚气弱，则生化失期，有碍子宫发育或不能触发氤氲之气，而不能摄精成孕，导致不孕。故不孕以肾虚证候最突出。

历代中医典籍对于肾与不孕的关系记载较多。如《黄帝内经》（简称《内经》）云："女子七岁，肾气盛，齿更发长；二七而天癸至，任脉通，太冲脉盛，月事以时下，故有子……七七，任脉虚，太冲脉衰少，天癸竭，地道不通，故形坏而无子也。"说明女子的生长、发育和生殖能力，均有赖于肾气的作用，因此古人称"肾为生殖之本"，所以不孕症的病因病机首当责之于肾和命门的功能失调。《圣济总录》中记载："妇人所以无子者，冲任不足，肾气虚寒也……若冲任不足，肾气虚寒，不能系胞，故令无子。"《傅青主女科》载："妇人有下身冰冷，非火不暖……夫寒冰之地不能长草木，重阴之渊不长鱼龙，今胞宫既寒，何能受孕？……盖胞胎居于心肾之间，上系于心而下系于肾，胞胎之寒凉，乃心肾二火之衰微也。"

2. 肝郁　肝藏血，主疏泄，肾藏精，主生殖，而精血同源，血可生精，精可化血。妇人以血为本，经水为血所化，肝为藏血之脏，主疏泄，肝脉与冲任关系密切。情志不舒则肝气郁结，气机不畅，以致冲任不能相资，不能摄精成孕；肝的藏血、疏泄功能失调，必然累及肾中天癸的泌至，日久天癸乏源，生殖功能受损亦可发为不孕；气血之间关系密切，气为血帅，血为气母，气行则血行，气滞则血瘀，故肝的藏血、疏泄功能失调，亦可引发不孕。对于某些患者而言，由于其平素情志不畅，精神抑郁，或性情急躁，暴怒伤肝，容易发生肝郁或肝阴（血）虚证，使肝的疏泄功能失常，以致肝郁气滞，气血失调，冲任不能相资，血海蓄溢失常，胞脉阻滞，则易引起月经的异常和不孕。尤其对于那些求子心切，并受到家庭、社会的不良刺激而不能很好地调节者，更容易出现月经的异常和不孕。

历代中医典籍对于肝与不孕的关系亦有较多的记载。如《傅青主女科·种子》所言："其郁而不能成胎者，以肝木不舒，必下克脾土而致塞；脾土之气塞，则腰脐之气必不利；腰脐之气不利，必不能通任脉而达带脉，则带脉之气亦塞矣。带脉之气既塞，则胞胎之门必闭，精即到门，亦不得其门而入矣，其奈之何哉？"《外台秘要·求子法及方十一二首》记载："然而女人嗜欲多于丈夫，感病倍于男子，加以慈恋爱憎、嫉妒忧恚，染着坚牢，情不自抑，所以为病根深，疗之难瘥。"《济阴纲目·求子门》云："女性多气多郁，气多则为火，郁多则血滞，故经脉不行，诸病交作，生育之道遂阻矣。"妇人感情丰富，思虑过多，情志多郁，肝失条达，气机不畅，肾精封藏失司，又妇人"情怀不畅，则冲任不充，冲任不充则胎孕不受"。

3. 瘀血　瘀血亦可致不孕。多因女子素多抑郁，血为气滞；或经期产后，余血未净，房事不慎，阻滞胞宫；或外感、内伤导致宿血停滞；或寒客胞中，血为寒凝；又或者素体脾虚、饮食不节伤脾，或过度思虑伤脾，脾虚生湿生痰；又或者肾阳虚，不能温化水液，影响脾的运化，使水湿内停，湿聚成痰，以致血瘀气滞，痰瘀互结，经水失调，积于胞中，则精难纳入，故难以受孕，此与西医学认为子宫肌瘤、卵巢囊肿等可致不孕的理论相一致，并与子宫内膜异位症的成因与造成不孕的后果相类似。

历代中医典籍对于瘀血与不孕的关系亦有较多的记载。如《针灸甲乙经》中指出："女子绝子，衃血在内不下，关元主之。"《诸病源候论》也载有："血结于子脏，阴阳之气不能施化，所以无子也。"《张氏医通》云："因瘀积胞门，子宫不净，或经闭不通，成崩中不止，寒热体虚而不孕者，局方皱血丸为专药。"瘀血阻于胞络则难于受孕，且瘀血不去，新血不生，使肾精失于濡养，难以施化。

4. 痰湿 脾为后天之本，气血生化之源。女子以精血为本，月经为血所化，妊娠需精血养胎。如精血不足或失血伤津，每致冲任空虚，血少不孕；或素体脾虚、饮食不洁、过度思虑伤脾，脾主运化，脾虚运化失司，水湿难化，湿聚成痰；或素体肥胖，原本多痰多湿；或肾阳虚，不能温化水液，影响脾的运化，使水湿内停，湿聚成痰，痰湿阻滞冲任二脉，闭塞胞宫，不能摄精成孕。

历代中医典籍对于脾与不孕的关系亦有较多记载。金元时期朱丹溪首倡痰湿不孕，其著作《丹溪心法》载有："若是肥盛妇人，禀受甚厚，恣于酒食，经水不调，不能成胎，谓之躯脂满溢，闭塞子宫。宜行湿燥痰，用星、夏、苍术、台芎、防风、羌活、滑石，或导痰汤之类。"《竹林寺女科秘传·卷四·求嗣上》曰："痰气盛者体必肥，肥则下体过胖，子宫缩入，难以受精。"可见素食肥甘厚味，滋生痰湿之邪，壅塞胞宫，难于受孕。

5. 阴血亏虚　脾为后天之本，气血生化之源。女子以精血为本，月经为血所化，妊娠需精血养胎。如素体不足或过度思虑、饮食损伤脾胃，脾失健运，水谷失于运化，不能化生精血，则营血亏虚，精血不足或失血伤津，致冲任空虚，血少不孕。

历代中医典籍对于阴血亏虚与不孕的关系亦有较多的记载。如《仁斋直指方》载有："若是怯瘦性急之人，经水不调不能成胎，谓之子宫干涩无血，不能摄受精气……"女子以血为本，若阴血不足，虚火内生，愈加耗精灼血，不能受孕。《景岳全书·妇人规》云："真阴既病，则阴血不足者不能育胎""男女胎孕所由，总在血气。若血气和平壮盛者，无不孕育，育亦无不长。其有不能孕者，无非气血薄弱；育而不长者，无非根本不固。"张介宾此番论述说明了气血虚弱导致不孕的病机。另外，《万病回春》谓："妇人无子，多因血气俱虚，不能摄养精神故也。"正所谓贫瘠之地草木难生，气血虚弱则胞宫失于濡养，不易受孕。

6. 药物因素　古代医家认识到某些药物可以导致不孕。如成书于公元前 11 世纪的《山海经》里就记载了大量影响生育的药物，如《山海经·西山经》云："又西三百二十里，曰嶓冢之山……有草焉，其叶如蕙，其本如桔梗，黑华而不实，名曰蓇蓉。食之使人无子。"《山海经·中山经》云："又东二十里，曰苦山，有兽焉，名曰黄棘，黄华而不实，名曰无条，服之不字。"隋朝时期也有医家论述："凡人家园圃内有凌霄花，妇人闻其气不孕。"

7. 交接不逢时 古人早已认识到不孕的发生与同房时机的选择有很大的关系。如《医宗金鉴》曰："聚精之道，唯在寡欲，交接女子，必乘其时，不可失之迟早。盖妇人一月经行一度之后，必有一日气蒸而热，如醉如痴，有欲交接不可忍之状，乃天然节候，是成胎生化之真机也。"认识到虽无他病，若交接不逢"氤氲"之时，亦难受孕。《妇人大全良方·求子方论》谓："若欲求子，交感之时，必天日晴明，神思清爽，气血谐和。"则后代"寿而贤"。指出良宵佳境，夫妇心情舒畅，交会而孕者，后代聪明、长寿；而处境险恶，心情紧张，对母子均不利。近人分析精神疾病的发生、复发时间，似与怀胎时节、气候相关，亦可为证。

8. 先天异常 古代医家认识到不孕症与夫妻双方都有关，一方或双方存在先天性或后天性生殖器缺陷者，则治疗只是略尽人事而已，药物难以取效。如《诸病源候论·妇人杂病诸候》云："妇人无子者，其事有三……三者夫病妇疹，皆使无子。"《广嗣纪要》有"五不女""五不男"的记载，即女性由于先天因素可能导致不孕的五种情况："一曰螺，阴户外纹如螺蛳样，旋入内；二曰纹，阴户小如箸头大，只可通溺，难交合，名曰石女；三曰鼓，花头绷急似无孔；四曰角，花头尖削似角；五曰脉，或经脉未及十四而先来，或十五六而始至，或不调，或全无。此五种无花之器，不能配合太阳，焉能结仙胎也哉？"这五种情况，其中前四种为生殖器畸形，均可借助手术治疗或助孕技术治疗，有望获得妊娠。如"螺"可能为阴道不完全横隔；"纹"可能为阴道狭窄；"鼓"可能为处女膜闭锁；"角"则有可能为阴蒂过长，类似两性畸形；而"脉"则属月经病，可用药物治疗而获得妊娠。"五不男"即天、漏、犍、怯、变五种不育症。"天"即"天宦"，泛指男性先天性外生殖器或睾丸缺陷及第二性征发育不全；"漏"即精液不固，常自遗泄；"犍"即阴茎或睾丸切除；"怯"是阳痿；"变"即俗称"阴阳人"。

9. **其他因素**　古人认为，妇产科疾病多是由于生活上不知慎戒，影响脏腑、气血、冲任的正常功能而导致的，就不孕而言，主要是饮食不节、房劳产多及男方因素。饮食不节，如过食生冷寒凉，或暴饮暴食，饥饱失常，或嗜食肥甘厚味，均可导致脾胃受损，失其运化之功，气血化源不足，不能充养冲任，或导致痰湿内生，阻滞胞脉而致不孕。女子房劳过度，孕产过多过频，可致肾气亏虚，耗伤气血，损伤冲任，导致不孕。

明·薛己校注的《校注妇人良方·产宝方序论第三》说："妇人不孕，亦有六淫七情之邪，有伤冲任，或宿疾淹留，传遗脏腑，或子宫虚冷，或气旺血衰，或血中伏热。又有脾胃虚损，不能营养冲任。"《诸病源候论·妇人杂病诸候》中引《养生方》言："月水未绝，以合阴阳，精气入内，令月水不节，内生积聚，令绝子，不复产乳。"指出妇人房事不节，余血未尽，与邪气相搏而成癥瘕，可导致不孕。南齐褚澄《褚氏遗书·求子》中则言："合男子多则沥枯虚人，产乳众则血枯杀人。"指出房事过频、产孕过多，必致精亏血枯，引起不孕，故主张节欲养精。

二、治则治法

补肾、调肝、活血化瘀为治疗不孕症的三大治法，同时中药调周法是治疗不孕症的重要手段。

1. 补肾法 肾为先天之本，生殖之源，肾虚则胎孕难成，故治疗不孕症从肾入手，是古今医家公认之法。众医家认为肾－天癸－冲任－胞宫生殖轴的机转平衡是维持月经周期的基础，肾是其中的主要脏器，肾虚是不孕症各种症状的主要矛盾，用调补阴阳以固冲任之法才能获得根本的疗效。

很多学者认为，中医学的"肾－冲任－胞宫"与西医学的"下丘脑－垂体－卵巢轴"功能极为相似，提出中药调理月经周期可能通过调节"下丘脑－垂体－卵巢轴"而起作用。补肾药对肾上腺某些功能也有调节作用，而且肾上腺轴与性腺轴之间在功能上相互影响和联系。中医的"肾主生殖"不仅与性腺密切相关，而且与肾上腺密切关联。女子"肾气盛"时期正值西医学指的肾上腺功能初现阶段，肾上腺的内分泌导致下丘脑－垂体－卵巢性腺轴的建立。近十年来，罗元恺等用大量临床和动物实验均证明：补肾中药对下丘脑－垂体－卵巢性腺轴具有调节作用，可提高雌激素水平，兴奋下丘脑及垂体的功能；能促使初级卵泡向生长卵泡发育；可改善微循环，增加血流量，提高排卵率。

2. 调肝法 有些医家认为，女子有余于气，不足于血。不孕症多发于中年时期，易受情志影响而致气血不和，肝失疏泄，月经不调，自难受孕。故认为肝郁也是不孕症的重要因素。如黄兆政等运用丹栀逍遥散加减治疗不孕症，以疏肝解郁，养血调经。珲阳等采用疏肝养血的调经种玉汤治疗不孕，疗效满意。

中医学认为"肝肾同源"，肝藏血，主疏泄，肝气条达则血脉流通，冲任按时盈溢，月事正常；肾藏精，主生殖，肾中精气充盛是孕育的保证。女子不孕，主涉肝、肾，被历代医家重视。近代医家将此分为两部分进行研究，一是从肝郁肾虚着手，一是从肝肾亏损探讨。蒋惠芳指出，功能性不孕症患者多表现为肝郁肾虚，其治疗宜疏肝益肾。若肝郁偏重的，治疗重在经前及经期，以疏肝理气、活血调经为主，佐以益肾；若偏于肾虚者，治疗重在经后期至经间期，在疏肝的同时，加强益肾调冲助孕之功。陈沛嘉等认为不孕症以肝肾亏损、冲任不足者居多，即使兼有气滞血瘀、痰湿内阻等情况，从整体分析，仍属本虚标实，故在治疗上仍以调冲任、补肝肾为主，分别加活血通络、健脾燥湿等药。

3. 活血化瘀法　血瘀是造成不孕症的另一个重要因素。因妇人多忧郁，气机不畅，气滞则血瘀，或经期产后（包括人流术后），调摄不慎，感受寒热邪气，寒凝热灼成瘀，瘀血阻于胞宫，两精不能结合，以致不孕。对此法的研究，临床有两种倾向，一种倾向于单纯辨证论治的活血化瘀法，以孙连金、刘洪祥等为代表，认为少腹逐瘀汤因为有活血化瘀、通调冲任之功，所以被称为调经种子第一方；另一种倾向是辨病与辨证相结合的活血化瘀法，如针对输卵管阻塞、子宫内膜增生过长、取环后不孕及继发性不孕等属于血瘀者，分别采用不同的活血化瘀法。

药理研究证明，活血化瘀中药能改善血液循环，增强子宫、输卵管的收缩蠕动，抑制胶原性变，促进增生病变、瘢痕组织的软化和吸收，松解粘连；能降低毛细血管通透性，减轻局部微循环障碍，有利于受损组织修复；可增强单核－巨噬细胞系统活性，抑制成纤维细胞的增生和合成胶原，阻止粘连形成，有利于受损子宫内膜的修复和闭塞宫腔的再通；能丰富神经营养，增加卵巢等内分泌腺的供血，促进排卵，改善子宫血液供应，促进蜕膜生长发育，有利于孕卵着床。

4. 中药调周法 中药人工周期疗法是根据胞宫的藏泄规律与肾中阴阳消长的协调转化规律，结合西医学卵巢周期性变化及对子宫功能的影响而创立的中医月经周期节律。整个月经周期根据阴阳之间的相互转化，分为由阴长（阳消）- 重阴转化为阳 - 阳长（阴消）- 重阳转化为阴四个时期，即分别相当于月经卵泡期、排卵期、黄体期、行经期。以"补肾"为治疗的基本法则，调整肾 - 冲任 - 胞宫的功能。

三期调整法：不少医家主张三期调治。如杨文兰在经后期，于补肾的基础上加补脾之药，以达后天促先天之功；在经间期由阴转阳的阶段补肾益气、温通活血，以助化阳促排卵；在经前期温肾暖宫，以助阳长，维持黄体功能。朱嘉杨主张在卵泡期补助脾肾、调气血、固冲任；排卵期疏肝理气、活血化瘀佐以补肾；黄体期补肾养血，理气调经。

四期调整法：四期调整法是应用阴阳学说，以补肾为基础来调整肾的阴阳平衡，采用肾 - 天癸 - 冲任 - 胞宫调经周期性公式，以调月经周期。如孙宁铨在经后期养阴调气血；排卵期温阳通络、行气活血，以促使天癸"至"，卵子顺利排出；经前期阴阳平补、气血双调，使肾的阴阳在基本平衡的基础上，又得气血和调的支持，从而发挥作用；行经期行气活血，使月经排泄通畅顺利，除旧生新。强调在妇女生殖生理的周期活动中，其核心在于"肾"，以肾的阴阳转化为依据，调整其生理功能，达到受孕的目的。

第二章 经方医论概述

1. 小柴胡汤

清·柯琴《伤寒附翼》：此为少阳枢机之剂，和解表里之总方也。少阳之气游行三焦，而司一身腠理之开阖。血弱气虚，腠理开发，邪气因入，与正气相搏，邪正分争，故往来寒热，与伤寒头痛，发热而脉弦细、中风两无关者，皆是虚火游行于半表，故取柴胡之轻清微苦微寒者，以解表邪，即以人参之微甘微温者，预补其正气，使里气和而外邪勿得入也。其口苦、咽干、目眩、目赤、头汗、心烦等症，皆虚火游行于半里，故用黄芩之苦寒以清之，即用甘草之甘以缓之，亦以提防三阴之受邪也，太阳伤寒则呕逆，中风则干呕，此欲呕者，邪正相搏于半里，故欲呕而不逆。胁居一身之半，为少阳之枢，邪结于胁，则枢机不利，所以胸胁苦满，嘿嘿不欲食也。引用姜、半之辛散，一以佐柴、芩而逐邪，一以行甘、枣之泥滞，可以止呕者，即可以泄满矣。夫邪在半表，势已向里，未有定居，故有或为之证，所以方有加减、药无定品之可拘也。

清·徐灵胎《伤寒论类方》：盖少阳介于两阳之间，须兼顾三经，故药不宜轻。去滓再煎者，此方乃和解之剂，再煎则药性和合，能使经气相融，不复往来出入，古圣不但用药之妙，其煎法俱有精义。

清·吴谦等《医宗金鉴》：邪传太阳、阳明，曰汗、曰吐、曰下，邪传少阳唯宜和解，汗、吐、下三法皆在所禁，以其邪在半表半里，而角于躯壳之内界。在半表者，是客邪为病也；在半里者，是主气受病也。邪正在两界之间，各无进退而相持，故立和解一法，既以柴胡解少阳在经之表寒，黄芩解少阳在府之里热，尤恐在里之太阴，正气一虚，在经之少阳邪气乘之，故以姜、枣、人参和中而预壮里气，使里不受邪而和，还表以作解也。

2. 四逆散

明·吴昆《医方考》：少阴病四逆者，此方主之。此阳邪传至少阴，里有结热，则阳气不能交接于四末，故四逆而不温。用枳实所以破结气而除里热，用柴胡所以升发真阳而回四逆，甘草和其不调之气，芍药收其失位之阴。是证也，虽曰阳邪在里，甚不可下，盖伤寒以阳为主，四逆有阴进之象。若复用苦寒之药下之，则阳益亏矣，是在所忌。论曰：诸四逆者，不可下之。盖谓此也。

清·汪昂《医方集解》：此足少阴药也。伤寒以阳为主，若阳邪传里而成四逆，有阴进之象，又不敢以苦寒下之，恐伤其阳。经曰：诸四逆者，不可下也。故用枳实泄结热，甘草调逆气，柴胡散阳邪，芍药收元阴，用辛苦酸寒之药以和解之，则阳气散布于四末矣。此与少阳之用小柴胡意同。有兼证者，视证加减为治。

金·成无己《注解伤寒论》：四逆者，四肢不温也。伤寒邪在三阳，则手足必热；传到太阴手足自温；至少阴则邪热渐深，故四肢逆而不温也；及至厥阴，则手足厥冷，是又甚于逆。四逆散以散传阴之热也。《内经》曰：热淫于内，佐以甘苦，以酸收之，以苦发之。枳实、甘草之甘苦，以泄里热；芍药之酸，以收阴气；柴胡之苦，以发表热。

3. 防己黄芪汤

清·周扬俊《金匮玉函经二注》：此症风湿，皆从表受之，其病在外，故脉浮汗出，凡身重有肌肉瞤而重者，有骨瘦而重者。此之身重，乃风湿在表，故不作痛，虚其卫气而湿著为身重。由是以黄芪实卫，甘草佐之，防己去湿，白术佐之。然则风湿二邪，独无散风之药何耶？盖汗多，知其风已不留，以表虚，而风出入乎其间，因之恶风尔。唯实其卫，正气壮，则风自退，此不治而治者也。

现代·冉小峰《历代名医良方注释》：本方所治风水、风湿，是属于表气不固，外受风邪，水湿郁于经络之症。脉浮为风邪在表；身重是湿在经络；汗出恶风为卫虚不固；小便不利则湿无去路，表虚湿胜是其共同病机。表既虚，故不得以祛邪为主；但邪在表，自当解外，当此之时，宜邪正兼顾。方中以防己祛风利水；白术健脾胜湿；黄芪、甘草益气固表；生姜、大枣调和营卫。同时防己配黄芪，补气利水增强，且利水而不伤正；白术配黄芪，益气固表之力更大。药共六味，相得益彰，表虚得固，风邪得除，脾气健运，水道通利，则表虚水肿，风湿之症可愈。

现代·湖北中医学院方剂教研室《古今名方发微》：本方治风水、风湿之证。盖风湿或风水在表，就其病情而言，有属于实者，有属于虚者；就其治法而言，实证者当以祛邪为主，可用麻杏苡甘汤、麻黄加术汤、越婢汤三类。然风湿、风水之属于虚证者，则不可用麻黄之类以发表散邪，而应以扶正与祛邪两法同用，标本兼顾方可无虞。方中防己长于祛湿，能治水湿停留之证，有利水消肿之功；黄芪益气固表止汗。防己与黄芪配伍，能祛风化湿，益气固表，扶正祛邪之功俱备，用于本证，颇能切中病机，故同为本方之主药。卫表不固，乃脾肺之气虚所致，故又以白术、炙甘草健脾补中，复振卫阳，且白术亦有良好的燥湿作用。生姜、大枣调和脾胃之气，助芪、术、炙甘草以补中扶正。各药合用，共奏益气祛风、健脾利湿之功。用之可使卫实表固，风湿得除，脾气健运，小便通利，则表虚水肿、风湿之症自愈。原方后注云：服后当如虫行皮中，此是服药后气血流通之故，药已取效，病有转机。至于见腰以下冰冷者，则在药后以棉被围腰上，促进出汗，使水湿由汗而去。

4. 栀子豉汤

清·徐彬《金匮要略论注》：虚实皆有烦，在下利已属虚迫，更按之心下濡，则非痞结痛满之比，故以栀豉轻涌之，以彻其热。盖香豉主烦闷，亦能调中下气，而栀子更能清入心肺、胃、大小肠郁火也。

清·吴谦等《医宗金鉴》：未经汗吐下之烦，多属热，谓之热烦；已经汗吐下之烦，多属虚，谓之虚烦。不得眠者，烦不得卧也，若剧者，较烦尤甚，必反复颠倒，心中懊侬也。烦，心烦也；躁，身躁也。身之反复颠倒，则谓之躁无宁时，三阴死证也。心之反复颠倒，则谓之懊侬，三阳热证也，懊侬者，即心中欲吐不吐，烦扰不宁之象也，因汗吐下后，邪热乘虚客于胸中所致，既无可汗之表，又无可下之里，故用栀子豉汤顺其势以涌其热，自可愈也。

近代·程门雪《本种室歌诀二种》：按原文"病人旧微溏者，不可与之服"，重在一"旧"字，其语盖谓素来便溏之人也。素来便溏，即是脾阳素虚，栀子苦寒伤阳，故不可与。推之一切阳虚者，及一切苦寒伤阳者，均用其例也。若是湿热热陷，则非但不忌，且为必用矣。

5. 桂枝加龙骨牡蛎汤

清·徐彬《金匮要略论注》：桂枝、芍药，通阳固阴；甘草、姜、枣，和中上焦之营卫，使阳能生阴，而以安肾宁心之龙骨、牡蛎为辅阴之主。后世喜用胶麦而臣姜桂，岂知阴凝之气，非阳不能化耶。

元·赵以德《金匮方论衍义》：夫亡血失精，皆虚劳内固之证，举世皆用滋补气血之药，而仲景独与桂枝汤，其义何居？盖人身之气血全赖后天水谷以资生，水谷入胃，其清者为荣，浊者为卫，荣气不荣则上焦热而血溢，卫气不卫则下焦寒而精亡，是以调和营卫为主。荣卫和，则三焦各司其职，而火自归根，热者不热，寒者不寒，水谷之精微输化，而血液之源有赖矣。以其亡脱既愤，恐下焦虚脱不禁，乃加龙骨牡蛎以固敛之。

近代·曹颖甫：此方不唯治遗精，并能治盗汗。十余年中，治愈甚众，但以数见不鲜，未录方案，并姓名居址而忘之矣。按桂枝汤本方原为营弱卫强，脾阳不振，不能令汗出肌腠而设。故辛甘发散以助脾阳，令肌腠中发出之汗液与皮毛中原有之汗液混合而出，然后营气和而自汗可止。盗汗常在夜分，营气夜行于阳，则其病当属肌腠不密，汗随营气而外泄。营病而卫不病，亦为卫不与营和，故用桂枝汤本方，以和营卫二气，加龙骨、牡蛎以收外浮之阳，故盗汗可止。若营卫未和，而漫事收敛，吾知其必无济也。

6. 大黄䗪虫丸

清·张璐（路玉、石顽）《张氏医通》：举世皆以参、芪、归、地等为补虚，仲景独以大黄、䗪虫等补虚，苟非神圣，不能行是法也。夫五劳七伤，多缘劳动不节，气血凝滞，郁积生热，致伤其阴，世俗所称干血劳是也。所以仲景乘其元气未漓，先用大黄、䗪虫、水蛭、虻虫、蛴螬等蠕动啖血之物，佐以干漆、生地、桃仁、杏仁行去其血，略兼甘草、芍药以缓中补虚，黄芩以开通热郁，酒服以行药势，待干血行尽，然后纯行缓中补虚收功。

清·尤怡（在泾）《金匮要略心典》：虚劳症有挟外邪者，如上所谓风气百疾是也；有挟瘀郁者，则此所谓五劳诸伤、内有干血者是也。夫风气不去，则足以贼正气而生长不荣；干血不去，则足以留新血而渗灌不周，故去之不可不早也。此方润以濡其干，虫以动其瘀，通以去其闭，而仍以地黄、芍药、甘草和养其虚，攻血而不专主于血，一如薯蓣丸之去风而不着意于风也。喻氏曰：此世俗所称干血痨之良治也。血瘀于内，手足脉相失者宜之。兼入琼玉膏补润之剂尤妙。

明·吴昆《医方考》：腹胀有形块，按之而痛不移，口不恶食，小便自利，大便黄色，面黄肌错者，血证谛也，此丸与之。腹胀有形块，按之而痛移者，气与火也。今痛不移，则属有形矣。然食与血皆有形，食而腹胀则恶食，今不恶食，则知其为血矣。小便自利者，血病而气不病也；大便黑色者，病属于阴也；面黄肌错者，血病则不能荣养其容，濡泽其肤，故令萎黄甲错耳。大黄，攻下之品也，引以干漆、虻虫、蛴螬、水蛭、䗪虫、桃仁之辈，则入血而攻血；芍药、地黄生新血于去瘀之际；杏仁、甘草致新气于逐败之余；而黄芩之苦，又所以厚肠坚胃，而不为攻下所伤耳。

7. 麦门冬汤

清·张璐（路玉、石顽）《千金方衍义》：于竹叶石膏汤中偏除方名二味，而加麦门冬数倍为君，人参、甘草、粳米以滋肺母，使水谷之精皆得以上注于肺，自然沃泽无虞。当知火逆上气，皆是胃中痰气不清，上溢肺隧，占据津液流行之道而然，是以倍用半夏，更用大枣通津涤饮为先，奥义全在乎此。若浊饮不除，津液不致，虽日用润肺生津之剂，乌能建止逆下气之绩哉？俗以半夏性燥不用，殊失立方之旨。

清·尤怡（在泾）《金匮要略心典》：火热挟饮致逆，为上气，为咽喉不利，与表寒挟饮上逆者悬殊矣。故以麦冬之寒治火逆，半夏之辛治饮气，人参、甘草之甘以补益中气。盖从外来者，其气多实，故以攻发为急；从内生者，其气多虚，则以补养为主也。

8. 桂枝茯苓丸

清·尤怡（在泾）《金匮要略心典》：其癥不去，则血必不宁，血不守则胎终不安，故曰当下其癥。桂枝茯苓丸下癥之力颇轻且缓，盖恐峻厉之药将并伤其胎气也。

现代·段富津等《金匮要略方义》：本方为化瘀消癥之缓

剂。方中以桃仁、丹皮活血化瘀；则等量之白芍以养血和血，庶可去瘀养血，使瘀血去、新血生；加入桂枝，既可温通血脉以助桃仁之力，又可得白芍以调和气血；佐以茯苓之淡渗利湿，寓有湿去血止之用。综合全方，乃为化瘀生新、调和气血之剂。制作蜜丸，用法从小量开始，不知渐加，亦有下癥而不伤胎之意，更示人对妊娠病证应持慎重之法。如此运用，使癥消血止，胎元得安，故本方为妊娠宿癥瘀血伤胎之良方益法。

9. 胶艾汤

清·吴谦等《医宗金鉴》：五六月堕胎者，谓之半产……胞阻者，胞中气血不和而阻其化育也。

清·尤怡（在泾）《金匮要略心典》：妇人经水淋漓及胎产前后下血不止者，皆冲任脉虚而阴气不能守也。是唯胶艾汤为能补而固之，中有芎、归，能于血中行气，艾叶利阴气，止痛安胎，故亦治妊娠胞阻。胞阻者，胞脉阻滞，血少而气不行也。

10. 温经汤

《内经》：血气者，喜温而恶寒，寒则泣不能流，温则消而去之。

清·尤怡（在泾）《金匮要略心典》：妇人年五十所，天癸已断而病下利，似非因经所致矣。不知少腹旧有积血，欲行而未得遽行，欲止而不能竟止，于是下利窘急，至数十日不止。暮即发热者，血结在阳，阳气至暮，不得入于阴，而反浮于外也。少腹里急腹满者，血积不行，亦阴寒在下也。手掌烦热病在阴，掌亦阴也。唇口干燥，血内瘀者，不外荣也。此为瘀血作利，不必治利，但去其瘀而利自止。吴茱萸、桂枝、丹皮入血散寒而行其瘀，芎、归、芍药、麦冬、阿胶以生新血，人参、甘草、姜、夏以正脾气。盖瘀久者荣必衰，下多者脾必伤也。

现代·湖北中医学院《金匮要略释义》：温经汤中以吴茱萸、生姜、桂枝温经暖宫，阿胶、当归、川芎、芍药、丹皮和营祛瘀，麦冬、半夏润燥降逆，甘草、人参补益中气。此为养正祛邪方剂，适用于老年妇女因瘀下利，日久不愈，及妇人腹寒不孕、月经不调等症。

11. 当归芍药散

清·徐彬《金匮要略论注》：疗痛者，绵绵而痛，不若寒疝之绞痛、血气之刺痛也。正气乃不足，使阴得乘阳，而水气胜土，脾郁不伸，郁而求伸，土气不调，则痛绵绵矣。故以归、芍养血，苓、术扶脾，泽泻泻其余之蓄水，芎劳畅其欲遂之血气。不用黄芩，疗痛因虚，则稍挟寒也。然不用热药，原非大寒，正气充则微寒自去耳。

清·周扬俊《金匮玉函经二注》：此与胞阻痛不同，因脾土为木邪所克，谷气不举，浊淫下流，以塞搏阴血而痛也。用芍药多他药数倍以泻肝木，利阴塞，以与芎、归补血止痛；又佐茯苓渗湿以降于小便也；白术益脾燥湿，茯、泽行其所积，从小便出。盖内伤六淫，皆能伤胎成痛，不但湿而已也。

近代·曹颖甫《金匮发微》：妇人怀孕，全恃养胎之血。因怀孕之故，周身气血，环转较迟，水湿不能随之运化，乃停阻下焦而延及腹部，此即腹中痛所由来。方用芎、归、芍以和血，并用茯苓、泽泻、白术以泄水而祛湿，但令水湿去而血分调，痛自止。盖治病必伏其所主。宿食腹痛，则治以承气，得下则痛止；寒利腹痛，则治以四逆、理中，寒去则痛止；肝脾腹痛，则治以小建中，脾安则痛止；蛔虫腹痛，则治以乌梅丸，虫下则痛止，皆不泛用止痛之药。当归芍药散之治孕妇疗痛，亦犹是耳。自世多不识病原之医士，乃有通治之方，而古法荒矣。

12. 半夏厚朴汤

清·尤怡（在泾）《金匮要略心典》：此凝痰结气，阻塞咽嗌之间。《千金》所谓咽中帖帖，如有炙肉，吞不下、吐不出者是也。半夏、厚朴、生姜辛以散结，苦以降逆；茯苓佐半夏以利痰气；紫苏芳香，入肺以宣其气也。

清·吴谦等《医宗金鉴》：咽中如有炙脔，谓咽中有痰涎，如同炙脔，咯之不出、咽之不下者，即今之梅核气病也。此病得于七情郁气，凝涎而生，故用半夏、厚朴、生姜辛以散结，苦以降逆，茯苓佐半夏，以利饮行涎，紫苏芳香，以宣通郁气，俾气舒涎去，病自愈矣。此证男人亦有，不独妇人也。

13. 白头翁汤

清·汪昂《医方集解》：此足阳明、少阴、厥阴药也。白头翁苦寒，能入阳明血分而凉血止痢；秦皮苦寒性涩，能凉肝益肾而固下焦；黄连凉心清肝，黄柏泻火补水，并能燥湿止痢而厚肠，取寒能胜热、苦能坚肾、涩能断下也。

清·吴谦等《医宗金鉴》：三阴俱有下利证，自利不渴者，属太阴也；自利而渴者，属少阴也。唯厥阴下利，属于寒者，厥而不渴，下利清谷；属于热者，消渴下利，下重便脓血也。此热利下重，乃火郁湿蒸，秽气奔逼广肠，魄门重滞而难出，即《内经》所云：暴注下迫者是也。君白头翁，寒而苦辛；臣秦皮，寒而苦涩，寒能胜热，苦能燥湿，辛以散火之郁，涩以收下重之利也；佐黄连清上焦之火，则渴可止；使黄柏泻下焦之热，则利自除也。

14. 理中丸（人参汤）

清·王子接《绛雪园古方选注》：理中者，理中焦之气，以交阴阳也。上焦属阳，下焦属阴，而中焦则为阴阳相偶之处。仲景立论，中焦热则主五苓以治太阳；中焦寒，则主理中以治太阴。治阳用散，治阴用丸，皆不及于汤，恐汤性易输易化，无留恋之能，少致和之功耳。人参、甘草，甘以和阴也；白术、干姜，辛以和阳也。辛甘相辅以处中，则阴阳自然和顺矣。

金·成无己《伤寒明理论》：心肺在膈上为阳，肾肝在膈下为阴，此上下脏也。脾胃应土，处在中州，在五脏曰孤脏，属三焦曰中焦，自三焦独治在中，一有不调，此丸专治，故名曰理中丸。人参味甘温，《内经》曰：脾欲缓，急食甘以缓之。缓中益脾，必以甘为主，是以人参为君；白术味甘温，《内经》曰：脾恶湿，甘胜湿。温中胜湿，必以甘为助，是以白术为臣；甘草味甘平，《内经》曰：五味所入，甘先入脾，脾不足者，以甘补之。补中助脾，必先甘剂，是以甘草为佐；干姜味辛热，喜温而恶寒者，胃也，胃寒则中焦不治，《内经》曰：寒湿所胜，平以辛热。散寒温胃，必先辛剂，是以干姜为使。《伤寒附翼》：太阴病，以吐利腹满为提纲，是遍及三焦矣。然吐虽属上而由于腹满，利虽属下而由于腹满，皆因中焦不治，以致之也。其来由有三：有因表虚而风寒自外入者，有因下虚而寒湿自下上者，有因饮食生冷而寒邪由中发者，总不出于虚寒。法当温补以扶胃脘之阳，一理中而满痛吐利诸症悉平矣。故用白术培脾土之虚，人参益中宫之气，干姜散胃中之寒，甘草缓三焦之急也，且干姜得白术，能除满而止吐；人参得甘草，能疗痛而止利，或汤或丸，随机应变，此理中确为之主剂欤。夫理中者，理中焦，此仲景之明训。

15. 乌梅丸

金·成无己《注解伤寒论》：肺欲收，急食酸以收之，乌梅之酸以收肺气；脾欲缓，急食甘以缓之，人参之甘以缓脾气；寒淫于内，以辛润之，当归、桂、椒、细辛之辛以润内寒；寒淫所胜，平以辛热，姜、附之辛热以胜寒；蛔得甘则动，得苦则安，黄连、黄柏之苦以安蛔。

清·罗美《古今名医方论》：吐蛔，仲景立方皆以辛甘苦味为君，不用酸收之品，而此用之者，以厥阴主风木耳！君乌梅之大酸，是伏其所主也；配黄连泻心而除疼，佐黄柏滋肾以除渴，先其所因也；肾者，肝之母，椒、附以温肾，则火有所归，而肝得所养，是固其本；肝欲散，细辛、干姜辛以散之；肝藏血，桂枝、当归引血归经也；寒热杂用，则气味不和，佐以人参调其中气；以苦酒渍乌梅，同气相求，蒸之米下，资其谷气，加蜜为丸，少与而渐加之，缓则治其本也。故药亦寒热互用，且胸中烦而吐蛔，则连、柏是寒因热用也。蛔得酸则静，得辛则伏，得苦则下，信为化虫佳剂。久痢则虚，调其寒热，酸以收之，下利自止。

16. 五苓散

清·罗美《古今名医方论》：五苓散一方，为行膀胱之水而设，亦为逐内外水饮之首剂也。方用白术以培土，土旺而阴水有制也；茯苓以益金，金清而通调水道也；桂味辛热，且达下焦，味辛则能化气，性热专主流通，州都温暖，寒水自行；再以泽泻、猪苓之淡渗者佐之，禹功可奏矣。

清·沈明宗《伤寒六经辨证治法》：盖多服暖水，犹服桂枝汤啜稀热粥之法，但啜粥以助胃中营卫之气，而暖水乃助膀胱水府之津，俾膀胱气盛则溺汗俱出，经腑同解，至妙之法，可不用乎！

清·王子接《绛雪园古方选注》：苓，臣药也，二苓相辅，则五者之中可为君药矣，故曰五苓。猪苓、泽泻相须，借泽泻之咸以润下；茯苓、白术相须，借白术之燥以升精，脾精升则湿热散而小便利，即东垣欲降先升之理也；然欲小便利者，又难越膀胱一腑，故以肉桂热因热用，内通阳道，使太阳里水引而竭之。

17. 抵当汤

清·喻昌《尚论篇》：太阳经热结膀胱之症，轻者如狂，重者发狂。如狂者血自下，但用桃核、桂枝加入承气汤，因势利导，血去则愈；发狂者血不下，须用抵当汤，亟下其血乃愈，详太阳上篇。此条阳明喜忘之症，本差减于如狂，乃用药反循发狂之例者何耶？盖太阳多血，阳明少血，阳明之血一结，则较太阳更为难动，所以宜用抵当汤峻攻之法耳。但太阳云主之，则确乎不易；此云宜用，则症有轻重不等，在于临时酌量矣。

金·成无己《注解伤寒论》：太阳，经也。膀胱，腑也。此太阳随经入腑者也。六七日邪气传里之时，脉微而沉，邪气在里之脉也。表证仍在者，则邪气犹浅，当结于胸中，若不结于胸中，其人发狂者，热结在膀胱也。经曰：热结膀胱，其人如狂。此发狂则热又深也。少腹硬满，小便不利者，为无血也；小便自利者，血证谛也，与抵当汤以下蓄血。

清·尤怡（在泾）《伤寒贯珠集》：抵当汤中水蛭、虻虫食血去瘀之力倍于芒硝，而又无桂枝之甘辛、甘草之甘缓，视桃核承气汤为较峻矣。盖血自下者，其血易动，故宜缓剂，以去未尽之邪。瘀热在里者，其血难动，故须峻药以破固结之势也。

18. 大黄牡丹汤

清·张璐（路玉、石顽）《千金方衍义》：大黄下瘀血血闭；牡丹治瘀血留舍；芒硝治五脏积热，涤去蓄结，推成致新之功，较大黄尤锐；桃仁治疝瘕邪气，下瘀血血闭之功，亦与大黄不异；甜瓜瓣，《名医别录》治腹内结聚，成溃脓血，专于开痰利气，为内痈脉迟紧未成脓之专药。

清·张秉成《成方便读》：夫肠痈之病，皆由湿热瘀聚郁结而成。故用大黄之苦寒行血，芒硝之咸寒软坚，荡涤一切湿热瘀结之毒，推之而下。桃仁入肝破血，瓜子润肺行痰，牡丹皮清散血分之郁热，以除不尽之余气耳。

清·尤在泾《金匮要略心典》：前之痛在小肠，而此之痛在大肠也。大肠居小肠之下，逼处膀胱，致小腹肿痞，按之即痛如淋，而实非膀胱为害，故仍小便自调也。小肠为心之合，而气通于血脉；大肠为肺之合，而气通于皮毛。故彼脉数、身无热，而此时时发热、自汗出复恶寒也。脉迟紧者，邪暴遏而营未变。故可下者，谓可下之，令其消散也。脉洪数者，毒已聚而营气腐，云不可下者，谓虽下之而亦不能消之也。大黄牡丹汤，肠痈已成未成，皆得主之，故曰：有脓当下，无脓当下血。

19. 下瘀血汤

清·尤怡（在泾）《金匮要略心典》：大黄、桃仁、虻虫下血之力颇猛，用蜜丸者，缓其性，不使骤发，恐伤上二焦也。酒煎顿服者，补下治下制以急，且去疾唯恐不尽也。

20. 黄芩汤

金·成无己《注解伤寒论》：虚而不实者，苦以坚之，酸以收之，黄芩、芍药之苦酸以坚敛肠胃之气；弱而不足者，甘以补之，甘草、大枣之甘以补固肠胃之弱。

清·汪绂《医林纂要》：太阳郁热，则上烁肺而下遗大肠，故用黄芩以除肺肠之热；少阳郁热，则木乘土，故用芍药以泻相火而和太阴；寒淫于内，治以甘热，故用甘草、大枣以治寒，且以厚脾胃、生气血而治自利。

21. 真武汤

清·罗美《古今名医方论》：真武一方，为北方行水而设。用三白者，以其燥能治水，淡能伐肾邪而利水，酸能泄肝木以疏水故也。附子辛温大热，必用为佐者何居？盖水之所制者脾，水之所行者肾也，肾为胃关，聚水而从其类。倘肾中无阳，则脾之枢机虽运，而肾之关门不开，水虽欲行，孰为之主？故脾家得附子，则火能生土，而水有所归矣；肾中得附子，则坎阳鼓动，而水有所摄矣。更得芍药之酸，以收肝而敛阴气，阴平阳秘矣。若生姜者，并用以散四肢之水而和胃也。

22. 小青龙汤

清·周扬俊（周禹载）《伤寒论三注》：素常有饮之人，一感外邪，伤皮毛，蔽肺气，停于心下，而上下之气不利焉。喘满咳呕，相因而见，于是以五味收金，干姜散阴，半夏祛饮，而尤妙在用细辛为少阴经表药，且能走水。人之水气大抵发源于肾。故少腹满，小便不利，因而作喘。安知少阴不为遗害，乃以细辛搜豁伏邪，走而不留，而后已上主散之药，皆灵动也。

清·何秀山《重订通俗伤寒论》：风寒外搏，寒饮内伏，必须从小青龙汤加减施治。盖君以麻、桂，辛温泄卫；即佐以芍、草，酸甘护营；妙在干姜与五味拌捣为臣，一温肺阳而化饮，一收肺气以定喘；又以半夏之辛滑降痰；细辛之辛润行水，则痰饮悉化为水气，自然津津汗出而解。若不开表而徒行水，何以解风寒之搏束；若一味开表，而不用辛以行水，又何以去其水气。此方开中有合，升中有降，真如神龙之变化不测。设非风寒而为风温，风温亦不可用，学者宜细心辨证，对证酌用也。

23. 越婢加术汤

现代·段富津《金匮要略方义》：本方乃越婢汤加白术而成。白术乃脾家正药，健脾化湿是其专长，与麻黄相伍，能外散内利，祛一身皮里之水。本方治证，乃脾气素虚，湿从内生，复感外风，风水相搏，发为水肿之病。方以越婢汤发散其表，白术治其里，使风邪从皮毛而散，水湿从小便而利。二者配合，表里双解，表和里通，诸症得除。

清·尤怡（在泾）《金匮要略心典》：里水，水从里积，与风水不同，故其脉不浮而沉，而盛于内者，必溢于外。故一身面目悉黄肿也。水病，小便当不利，今反自利，则津液亡失，水病已而渴病起矣。越婢加术是治其水，非治其渴也。以其身面悉肿，故取麻黄之发表；以其肿而且黄，知其湿中有热，故取石膏之清热，与白术之除湿。不然，则渴而小便利者，而顾犯不可发汗之戒耶。

清·吴谦等《医宗金鉴》：里字当是皮字，岂有里水而用麻黄之理。阅者自知是传写之讹。若表实无汗有热者，当用越婢加术汤。

24. 葛根芩连汤

清·尤怡《伤寒贯珠集》：太阳中风发热，本当桂枝解表，而反下之，里虚邪入，利遂不止，其证则喘而汗出。夫促为阳盛，脉促者，知表未解也。无汗而喘，为寒在表；喘而汗出，为热在里也。是其邪陷于里者十之七，而留于表者十之三，其病为表里并受之病，故其法亦宜表里双解之法……葛根解肌于表，芩、连清热于里，甘草则合表里而并和之耳。盖风邪初中，病为在表，一入于里，则变为热矣。故治表者，必以葛根之辛凉；治里者，必以芩、连之苦寒也。

清·柯琴《伤寒来苏集·伤寒附翼》：桂枝证，脉本缓，误下后而反促，阳气重可知。邪束于表，阳扰于内，故喘而汗

出；利遂不止者，此暴注下迫，属于热，与脉微弱而协热利者
不同。表热虽未解，而大热已入里，故非桂枝、芍药所能和，
亦非厚朴、杏仁所能解矣。故君气轻质重之葛根，以解肌而止
利，佐苦寒清肃之芩、连，以止汗而除喘，用甘草以和中。先
煮葛根，后内诸药，解肌之力优，而清中之气锐，又与补中逐
邪法迥殊矣。

25. 小建中汤

清·张璐（路玉、石顽）《千金方衍义》：桂本血药而辛温
散邪，恐其动血，故以芍药护持荣气，不能随桂外泄，得甘草
之甘温而和寒热诸邪，姜、枣之辛甘而和荣卫诸气，为风伤卫
之首方，参入胶饴一味，取稼穑之甘，便为建中专药，所以寒
伤荣之尺中脉微，虚寒之里气不足，咸赖乎此，允为虚羸和解
中外之圣法。小建中为诸建中之母，本桂枝汤表药，藉胶饴之
甘温入脾通津。

金·成无己《伤寒明理论》：脾者，土也，处四脏之中，
为中州，治中焦，生育荣卫，通行津液。一有不调，则荣卫失
所育，津液失所行，必以此汤温建中脏，是以建中名之焉；胶
饴味甘温，甘草味甘平，脾欲缓，急食甘以缓之，健脾者，必
以甘为主，故以胶饴为君，甘草为臣；桂辛热，辛，散也，润
也，荣卫不足，润而散之；芍药味酸微寒，酸，收也，泄也，
津液不逮，收而行之，是以桂、芍药为佐；生姜味辛温，大枣
味甘温，胃者卫之源，脾者荣之本，甘辛相合，脾胃健而荣卫
通，是以姜、枣为使。

清·尤怡（在泾）《金匮要略心典》：此和阴阳、调营卫之
法也。夫人生之道，曰阴曰阳，阴阳和平，百疾不生。若阳病

不能与阴和，则阴以其寒独行，为里急，为腹中痛，而实非阴之盛也；阴病不能与阳和，则阳以其热独行，为手足烦热，为咽干口燥，而实非阳之炽也。昧者以寒攻热，以热攻寒，寒热内贼，其病益甚，唯以甘酸辛热和合成剂，调之使和，则阳就于阴，而寒以温；阴就于阳，而热以和。医之所以贵识其大要也，岂徒云寒可治热、热可治寒而已哉。或问和阴阳、调营卫是矣，而必以建中者何也？曰：中者脾胃也，营卫生成于水谷，而水谷转输于脾胃，故中气立则营卫流行而不失其和。又中者，四运之轴而阴阳之机也，故中气立则阴阳相循，如环无端，而不极于偏。是方甘与辛合而生阳，酸得甘助而生阴，阴阳相生，中气自立。是故求阴阳之和者，必于中气；求中气之立者，必以建中也。

26. 猪苓汤

清·罗美《古今名医方论》：仲景制猪苓汤，以行阳明、少阴二经水热，然其旨全在益阴，不专利水。盖伤寒在表，最忌亡阳，而里虚又患亡阴。亡阴者，亡肾中之阴与胃中之津液也。故阴虚之人，不但大便不可轻动，即小水亦忌下通，倘阴虚过于渗利，津液不致耗竭乎？方中阿胶养阴，生新祛瘀，于肾中利水，即于肾中养阴。滑石甘滑而寒，于胃中去热，亦于胃家养阴。佐以二苓之淡渗者行之，既疏浊热，而又不留其瘀壅，亦润真阴，而不苦其枯燥，源清而流有不清者乎？顾太阳利水用五苓者，以太阳职司寒水，故急加桂以温之，是暖肾以行水也。阳明、少阴之用猪苓，以二经两关津液，特用阿胶、滑石以润之，是滋养无形以行有形也。利水虽同，寒温迥别，唯明者知之。

清·柯琴《伤寒附翼》：下焦阴虚而不寒，非姜、附所宜；上焦虚而非实热，非芩、连之任，故制此方。二苓不根不苗，成于太空元气，用以交合心肾、通虚无氤氲之气也；阿胶味厚，乃气血之属，是精不足者，补之以味也；泽泻气味轻清，能引水气上升；滑石体质重坠，能引火气下降，水升火降，得既济之理矣。

清·汪绂《医林纂要》：猪苓甘淡、微苦、色黑，主入膀胱，渗湿行水；茯苓淡以渗湿，有白赤二色，此似宜用赤者，以渗小肠之湿，合猪苓以通阑门之关，而交际水火也，但古人多不分用；泽泻咸以泻肾，合二苓以去下焦湿热；滑石色白入肺，甘淡渗湿，此乃决上焦之源而下之；阿胶甘咸润滑，益肺滋阴，澄清水道，此又以去水中之浊热。此方主治阳明腑热湿壅于上下，故君滑石而佐以阿胶；阳明之热盛，故去热为主，然滑石过燥，而阿胶以润之也。

27. 麻杏甘石汤

清·吴谦等《医宗金鉴·删补名医方论》：石膏为清火之重剂，青龙、白虎皆赖以建功，然用之不当，适足以招祸。故青龙以无汗烦躁，得姜桂以宣卫外之阳也；白虎以有汗烦渴，须粳米以存胃中津液也。此但热无寒，故不用姜桂，喘不在胃而在肺，故于麻黄汤去桂枝之监制，取麻黄之开，杏仁之降，甘草之和，倍石膏之大寒，除内外之实热，斯溱溱汗出，而内外之烦热与喘悉除矣。

清·章楠《医门棒喝·伤寒论本旨》：此方治汗出而喘无大热者，汗出则表气已通，故身无大热。因其里邪化热，闭塞肺窍而喘，恐麻黄发表迅速，故先煮，减二升，以缓其性，使与诸药和合而内开肺窍；则甘草载住石膏清热，佐杏仁利气，俾气降窍通，热去喘定，而汗自止矣。如小青龙汤证由内水外寒而喘，杂证由肾虚而喘，老年有痰火而喘，更有多种不同，皆当详辨其因，不可误用也。

清·王泰林：麻黄汤治寒喘也；此去桂枝而重用石膏，治热喘也。按《伤寒论》原文本作"汗出而喘，无大热者"，柯韵伯《伤寒来苏集》改作"无汗而喘，大热者"，颇属理正辞明。盖汗出何可更用麻黄，无大热何可更用石膏，其说良是。然以余阅历，喘病肺气内闭者，往往反自汗出；外无大热，非无热也，热在里也，必有烦渴、舌红见症。用麻黄是开达肺气，不是发汗之谓，重用石膏，急清肺热以存阴，热清喘定，汗即不出而阳亦不亡矣。且病喘者，虽服麻黄而不作汗，古有明训，则麻黄乃治喘之要药，寒则佐桂枝以温之，热则加石膏以清之，正不必执有汗、无汗也。(《王旭高医书六种·退思集类方歌注》)

28. 麻黄汤

明·李时珍《本草纲目》：麻黄乃肺经专药，故治肺病多用之。张仲景治伤寒无汗用麻黄，有汗用桂枝。历代名医解释，皆随文附会，未有究其精微者。时珍常绎思之，似有一得，与昔人有所不同云。津液为汗，汗即血也。在营则为血，在卫则为汗。夫寒伤营，营血内涩，不能外通于卫，卫气闭固，津液不行，故无汗发热而憎寒。夫风伤卫，卫气外泄，不能内护于营，营气虚弱，津液不固，有汗发热而恶风。然风寒之邪，皆由皮毛而入。皮毛者，肺之合也。肺主卫气，包罗一身，天之象也。是证虽属乎太阳，而肺实受邪气。其证时兼面赤怫郁、咳嗽有痰、喘而胸满诸证者，非肺病乎？盖皮毛外闭，则邪热内攻，而肺气抑郁。故用麻黄、甘草同桂枝，引出营分之邪，达之肌表，佐以杏仁泄肺而利气。

清·柯琴《伤寒来苏集·伤寒附翼》卷上：此为开表逐邪发汗之峻剂也。古人用药法象之义。麻黄中空外直，宛如毛窍骨节，故能祛骨节之风寒，从毛窍而出，为卫分发散风寒之品。桂枝枝条纵横，宛如经脉系络，能入心化液，通经络而出汗，为营分散解风寒之品；杏仁为心果，温能助心散寒，苦能清肺下气，为上焦逐邪定喘之品。甘草甘平，外拒风寒，内和气血，为中宫安内攘外之品。此汤入胃，行气于玄府，输精于皮毛，斯毛脉合精而溱溱汗出，在表之邪，其尽去而不留，痛止喘平，寒热顿解，不烦啜粥而藉汗于谷也。

29. 当归四逆汤

明·许宏《金镜内台方议》：阴血内虚，则不能荣于脉；阳气外虚，则不能温于四末，故手足厥寒、脉细欲绝也。故用当归为君，以补血；以芍药为臣，辅之而养营气；以桂枝、细辛之苦，以散寒温气为佐；以大枣、甘草之甘为使，而益其中，补其不足；以通草之淡，而通行其脉道与厥也。

清·王子接《绛雪园古方选注》：当归四逆不用姜、附者，阴血虚微，恐重劫其阴也，且四逆虽寒，而不至于冷，亦唯有调和厥阴、温经复营而已，故用酸甘以缓中，辛甘以温表，寓治肝四法。桂枝之辛以温肝阳，细辛之辛以通肝阴，当归之辛以补肝，甘、枣之甘以缓肝，白芍之酸以泻肝，复以通草利阴阳之气，开厥阴之络。

清·吴谦等《医宗金鉴》：此方取桂枝汤，君以当归者，厥阴主肝，为血室也；佐细辛味极辛，能达三阴，外温经而内温脏；通草其性极通，善开关节，内通窍而外通营；倍加大枣，即建中加饴用甘之法；减去生姜，恐辛过甚而迅散也。

30. 天雄散

清·魏荔彤《金匮要略方论本义》：天雄散一方，纯以温补中阳为主，以收涩肾精为佐，想为下阳虚甚而上热较轻者设也。

清·陈元犀《金匮方歌括》：方中白术入脾以纳谷，以精生于谷也；桂枝入膀胱以化气，以精生于气也；龙骨……以精归于肾……深得《难经》所谓"损其肾者益其精"之旨。然天雄不可得，可以附子代之，断不可泥于小家"天雄主上，附子主下"之分。

现代·段富津等《金匮要略方义》：药用天雄为君，乃大热纯阳之品，善能助阳事、暖命门，殆为阳虚而阴萎者设；臣以桂枝，配天雄以益火之源，鼓舞肾阳之气，佐龙骨以涩精，是为遗精、早泄而设；加入白术者，以补后天之本，与天雄相伍，以收脾肾并补之功。综合诸药，可以助肾阳，益脾气，固精止遗，适于肾阳虚衰、阳痿早泄、遗精等证。

31. 薏苡附子败酱散

清·周扬俊《金匮玉函经二注》：血积于内，然后错甲于外，经所言也。肠痈何故亦然耶？痈成于内，血泣而不流也。唯不流，气亦滞，遂使腹皮如肿，按之仍濡。虽其患在肠胃间，究非腹有积聚也。外无热而见数脉者，其为痈脓在里可知矣。然大肠与肺相表里，腑病而或上移于脏，正可虞也。故以保肺而下走者，使不上乘。附子辛散以逐结，败酱苦寒以祛毒而排脓。务令脓化为水，仍从水道而出，将血病解而气亦开，抑何神乎。

清·尤怡（在泾）《金匮要略心典》：薏苡破毒肿、利肠胃，为君；败酱一名苦菜，治暴热火疮，排脓破血，为臣；附子则假其辛热以行郁滞之气尔。

32. 桂枝人参汤

清·陈修园《长沙方歌括》：此与葛根黄连汤同一误下而利不止之证也，而寒热各别，虚实对待，可于此互参之。彼因实热而用清邪，此因虚邪而从补正；彼得芩连而喘汗安，此得理中而痞硬解；彼得葛根以升下陷而利止，此藉桂枝以解表邪而利亦止矣。

清·柯琴《伤寒来苏集》：此之谓有表里证，然病根在心下，非辛热何能化痞而软硬，非甘温无以止利而解表。故用桂枝、甘草为君，佐以干姜、参、术，先煎四物，后纳桂枝，使和中之力饶而解肌之气锐，于以奏双解表里之功，又一新加法也。

清·王子接《绛雪园古方选注》：理中加人参，桂枝去芍药，不曰理中，而曰桂枝人参者，言桂枝与理中表里分头建功也。故桂枝加一两，甘草加二两。其治外协热而里虚寒，则所重仍在理中，故先煮四味，而后纳桂枝，非但人参不佐桂枝实表，并不与桂枝相忤，宜乎直书人参而不讳也。

33. 小半夏加茯苓汤

清·周扬俊《金匮玉函经二注》：经云：以辛散之。半夏、生姜皆味辛，《本草》：半夏可治膈上痰、心下坚、呕逆者。眩，亦上焦阳气虚，不能升发，所以半夏、生姜并治之。悸，则心受水凌，非半夏可独治，必加茯苓去水，下肾逆以安神，神安则悸愈矣。

清·汪昂《医方集解》：此足太阳、阳明药也，半夏、生姜行水气而散逆气，能止呕吐；茯苓宁心气而泄肾邪，能利小便；火因水而下行，则悸眩止而痞消矣。

34．麻子仁丸

金·成无己《伤寒明理论》：约者，结约之约，又约束之约也。《内经》曰：饮入于胃，游溢精气，上输于脾，脾气散精，上归于肺，通调水道，下输膀胱，水精四布，五经并行，是脾主为胃行其津液者也。今胃强脾弱，约束津液，不得四布，但输膀胱，致小便数而大便硬，故曰其脾为约。麻仁味甘平，杏仁味甘温。《内经》曰：脾欲缓，急食甘以缓之。麻仁、杏仁，润物也。本草曰：润可去枯。脾胃干燥，必以甘润之物为之主，是以麻仁为君，杏仁为臣。枳实味苦寒，厚朴味苦温。润燥者必以甘，甘以润之；破结者必以苦，苦以泄之。枳实、厚朴为佐，以散脾之结约。芍药味酸微寒，大黄味苦寒，酸苦涌泄为阴，芍药、大黄为使，以下脾之结燥。肠润结化，津液还入胃中，则大便利，小便少而愈矣。

清·王子接《绛雪园古方选注》卷上：下法不曰承气而曰麻仁者，明指脾约为脾土过燥，胃液日亡，故以麻杏润脾燥，白芍安脾阴，而后以枳朴大黄承气法胜之，则下不亡阴。法中用丸渐加者，脾燥宜用缓法，以遂脾欲，非比胃实，当急下也。

35. 附子粳米汤

清·尤怡（在泾）《金匮要略心典》：下焦浊阴之气，不特肆于阴部，而且逆于阳位，中土虚而堤防撤矣。故以附子辅阳驱阴，半夏降逆止呕，而尤赖粳米、甘、枣培令土厚，而使敛阴气矣。

清·王子接《绛雪园古方选注》：治以附子之温、半夏之辛，佐以粳米之甘，使以甘草、大枣缓而行之，上可去寒止呕，下可温经定痛。

36. 大柴胡汤

清·吴谦等《医宗金鉴·删补名医方论》：柴胡证在，又复有里，故立少阳两解法也。以小柴胡汤加枳实、芍药者，仍解其外以和其内也。去参、草者，以里不虚。少加大黄，以泻结热。倍生姜者，因呕不止也。斯方也，柴胡得生姜之倍，解半表之功捷。枳、芍得大黄之少，攻半里之效徐，虽云下之，亦下中之和剂也。

37. 当归贝母苦参丸

清·周扬俊《金匮玉函经二注》：小便难者，膀胱热郁，气结成燥，病在下焦，不在中焦，所以饮食如故。用当归和血润燥。《本草》：贝母治热淋，乃治肺金燥郁之剂。肺是肾水之母，水之燥郁，由母气不化也。贝母非治热，郁解则热散，非淡渗利水也，其结通则水行。苦参长于治热，利窍逐水，佐贝母入行膀胱以除热结也。

清·尤怡（在泾）《金匮要略心典》：小便难而饮食如故，

则病不由中焦出，而又无腹满身重等证，则更非水气不行，知其血虚热郁，而津液涩少也。《本草》：当归补女子诸不足，苦参入阴利窍除伏热，贝母能疗郁结，兼清水液之源也。

现代·秦伯未《金匮要略简释》：小便难而饮食照常的，用当归、贝母、苦参来治，很难理解。古今注家多望文生训，理论脱离实际。金华沈介业中医师指正"小便难"当作"大便难"，经他祖父五十年的经验和他自己试用，效验非凡。孕妇患习惯性便闭，有时因便闭而呈轻微燥咳，用当归四份，贝母、苦参各三份，研粉，白蜜为丸，服后大便润下，且能保持一天一次的正常性，其燥咳亦止。

38. 茵陈蒿汤

清·柯琴《伤寒来苏集·伤寒附翼》：太阳、阳明俱有发黄症，但头汗而身无汗，则热不外越；小便不利，则热不下泄，故瘀热在里而渴饮水浆。然黄有不同，证在太阳之表，当汗而发之，故用麻黄连翘赤小豆汤，为凉散法。证在太阳阳明之间，当以寒胜之，用栀子柏皮汤，乃清火法。在阳明之里，当泻之于内，故立本方，是逐秽法。茵陈能除热邪留结，佐栀子以通水源、大黄以除胃热，令瘀热从小便而泄，腹满自减，肠胃无伤，乃合"引而竭之"之义，亦阳明利水之奇法也。

清·徐彬《金匮要略论注》：谷疸之名，似乎谷为病也，然其原仍由外感，故前首章，虽不言发热，特揭"风寒相搏"四字，而寒热者亦有之。不食，食即头眩，是言头眩为谷疸第一的据也。谷疸虽为胃病，心胸在胃口上，浊气上熏，则心胸不安矣。但病未甚，则热亦不甚，郁久则热甚，而遍于肌表，故曰久久发黄为谷疸。药用茵陈、栀子、大黄，乃以开郁解热为主，非发表亦非攻里也。盖茵陈性苦辛寒，善开肌肉之郁；栀子轻浮性凉，能解内郁，而降屈曲之火；大黄虽为攻下之品，然从栀子、茵陈，则取其相佐以开郁解热，所以茵陈最多而大黄少也。

清·魏荔彤《金匮要略方论本义》：谷疸之为病，寒热不食，此寒热由内发外，与表邪无涉也，故食即头眩，心胸不安，知为内伤非外感也。久久在内蕴酿，而热与湿相搏，面目身体发黄，又不同于发黄外袭内混，因变热之速而发黄之捷也。主之以茵陈蒿汤，湿盛则除，热盛则清之义也。服后以小便利，溺如皂角汁状，色正赤，腹减黄退为度也。

39. 附子汤

清·黄元御：口中和，则纯是湿寒。背恶寒者，督脉之阳衰，太阳寒水之旺……少阴水旺，阴凝气滞，故骨节疼痛。土败水侮，四肢失温，故手足寒冷。水寒木陷，生气欲绝，故脉沉细。

清·陈修园：火用不宣，全无燥渴，故口中和……身体痛，骨节痛，脉沉者，从阴内注于骨也……从阴注骨，是表寒里虚，病从内出，故温而兼补……夫脏开风入，其阴内胜，则其弦为阴气，而发热且为格阳矣。胎胀者，热则消、寒则开也，当以附子汤温其脏，此为胎胀少腹如扇者，出其方治也。

近代·曹颖甫：妊娠六七月，胎已长成，血凝于下，热度不高，太阳寒水，化气者少，脾脏乃气虚生湿。寒湿内壅，故胎胀；流入足太阴部分，故腹痛；脾阳不能外达，故发热而恶寒……凡脉见弦急，俱为水胜血寒，胎气胀于内，少腹膨急而子脏开，风寒袭之，故少腹如扇。如扇云者，谓逐阵冷气相逼也。

40. 柴胡桂枝干姜汤

明·方有执《伤寒论条辨》：胸，太阳阳明也；胁，少阳也；小便不利，太阳之膀胱不清也；渴而不呕，阳明之胃热而气不逆也；头汗出者，三阳之邪热甚于上，而气不下行也；往来寒热心烦者，少阳半表半里之邪出入不常也。柴胡、黄芩，主除往来之寒热；桂枝、甘草，和解未罢之表邪；牡蛎、干姜，咸以软其结，辛以散其满；栝楼根者，苦以滋其渴，凉以散其热。是汤也，亦三阳平解之一法也。

清·柯琴《伤寒来苏集·伤寒附翼》：伤寒五六日，发汗不解，尚在太阳界，反下之，胸胁满微结，是系在少阳矣。此微结与阳微结不同，阳微结对纯阴结言，是指结实在胃；此微结对大结胸言，是指胸胁痞硬；小便不利者，因下后，下焦津液不足也；头为三阳之会，阳气不得降，故但头出，半表半里之寒邪未解，上下二焦之邪热已甚，故往来寒热、心烦耳。此方全从柴胡加减：心烦不呕不渴，故去半夏之辛温，加栝楼根以生津；胸胁满而微结，故减大枣之甘满，加牡蛎之咸以软之，小便不利而心下不悸，是无水可利，故不去黄芩，不加茯苓，虽渴而太阳之余邪不解，故不用参而加桂，生姜之辛易干姜之温苦，所以散胸胁之满结也。初服烦即微者，黄芩、瓜蒌之效，续服汗出周身，内外全愈者，姜、桂之功。小柴胡加减之妙，若无定法，而实有定局矣。更其名曰柴胡桂枝干姜，以柴胡证具而太阳之表犹未解，里已微结，须此桂枝解表、干姜解结，以佐柴胡之不及耳。

现代·胡希恕《中国汤液经方》：伤寒五六日，虽已发汗，并不解，则常转入少阳柴胡证，医者不详查，而又误用下法，津伤甚，由阳证转化为阴证，虽胸胁满未去，但呈现微结。汗、下、邪热皆伤津液，津液不下，故小便不利；津液虚少，热伤津致燥，故渴而不呕；气冲于上，故但头汗出；往来寒热，为邪还在半表半里；心烦，为上有热。

41. 黄芪建中汤

明·吴昆《医方考》：汗后身痛者，此由汗多耗损阴气，不能荣养筋骨，故令身痛；阳虚，故令脉迟；汗后，故令脉弱。黄芪、甘草之甘，补中气也，然桂中有辛，同用之足以益卫气而实表；芍药之酸，收阴气也，桂中有热，同用之足以利荣血而补虚。此方以建中名者，建立中气，使其生育荣卫，通行津液，则表不虚而身痛自愈矣。

清·喻昌《医门法律》：虚劳病而至于亡血失精，消耗精液，枯槁四出，难为力矣。《内经》于针药所莫制者，调以甘药。《金匮》遵之，而用小建中汤、黄芪建中汤，急建其中气。俾饮食增而津液旺，以至充血生精，而复其真阴之不足，但用稼穑作甘之本味，而酸辛咸苦在所不用，盖舍此别无良法也。然用法者，贵立于无过之地，宁但呕家不可用建中之甘，即服甘药，微觉气阻气滞，更当虑甘药太过，令人中满，早用橘皮、砂仁以行之可也，不然甘药又不可恃，更将何所恃哉？后人多用乐令建中汤、十四味建中汤，虽无过甘之弊，然乐令方中前胡、细辛为君，意在退热，而阴虚之热则不可退；十四味方中用附、桂、苁蓉，意在复阳，而阴虚之阳未必可复，又在用方者之善为裁酌矣。

清·陈元犀《金匮方歌括》：虚劳里急者，里虚脉急也；

诸不足者，五脏阴精、阳气俱不足也。《经》云：阴阳俱不足，补阴则阳脱，泻阳则阴竭，如是者当调以甘药。又云：针药所莫及，调以甘药。故用小建中汤，君以饴糖、甘草，本稼穑作甘之味，以建立中气，即《内经》所谓"精不足者，补之以味"是也。又有桂枝、姜、枣之辛甘，以宣上焦阳气，即《内经》所谓"辛甘发散为阳"是也。夫气血生于中焦，中土虚则木邪肆，故用芍药之苦泄，于土中泻木，使土木无忤，而精气以渐而复，虚劳诸不足者可以应手而得耳。加黄芪者，以其补虚塞空，实腠通络，尤有专长也。

第三章　名家治验

班秀文治验

一、名中医简介

班秀文（1920—2014），男，壮族，广西中医药大学教授，全国名老中医药专家，广西首批硕士研究生导师，妇科专家。2009年被评为首届国医大师。1940年毕业于广西省立医药研究所（本科），从医60余年，治学严谨，医德高尚，学验俱丰，擅长治疗内、妇、儿科疑难杂病，对中医经典著作和历代名家学术思想颇有研究。用药常从脾胃入手，主张辨证审慎，用药精专。对中医妇科造诣尤深，崇尚肝肾之说，喜用花类药物。著有《班秀文妇科医论医案选》《妇科奇难病论治》《班秀文临床经验辑要》等，主编《中医药基础理论》《妇科讲义》《中医妇科发展史》等；在国内外发表有影响的学术论文120余篇。

二、辨治心法（经验、要点）

1. 种子贵先调经，调经不忘治带　班秀文教授认为，月经不调之妇，鲜有能受孕者。故对不孕症的治疗，首先着眼于调理经候。师常谓：妇人以血为本，而经、孕、产、乳数伤于血，故常出现"有余于气，不足于血"的情况。经者血也，调经就是要治血，血足方可孕育胎元。班秀文教授调经之法，常从肝、脾、肾着眼，提出调经要补益肾气，以固气血之根基，多用左归饮、右归饮、五子衍宗丸等方。气为血之帅，血随气而行，调经要养血，养血要顺气，顺气要疏肝，故多用柴胡、合欢花、素馨花等疏肝顺气之品。调经还要健脾和胃，以助气血之生化，使经源充足，每用归脾汤、人参养荣汤化裁。

月经病和带下病都是妇女常见疾病，两者往往同时并见，而且带下异常也可以影响到妇女的孕育。故在调经种子之时，必须考虑到月经病和带下病的相互影响。若为经带同病者，不仅要治经，还要治带。经带并治之方，常选用当归芍药散。

2. 注重调补肝肾，喜用温通之品　对不孕症的治疗，班秀文教授注重调补肝肾。曾言，肾藏精，主生殖，为先天之本；肝藏血，主生发，女子以肝为先天。临床所见性欲淡漠、无排卵者，多与肝虚不能生发、肾亏不能作强有关，治之当以调补肝肾为法。再者，多年不孕，盼子心切，常有肝郁，又要考虑疏理肝气。因为不孕症为慢性病症，需要治疗一定的时间，且肝肾同源，阴阳互根互用，因而在调补肝肾之时应以平补阴阳为原则，使阴阳无偏颇，常用五子衍宗丸、归芍地黄汤出入治之。班秀文教授还认为，不孕症多虚实夹杂，阴阳相兼，纯阴纯虚者少。在调补肝肾之时，适当加入温化通行之品，则疗效尤捷。盖气血以通行为贵，温则能生、能养、能开、能散、能行。常用的温化通行药有路路通、淫羊藿、巴戟天、香附、川芎、红花之类。

3. 辨证辨病相结合，病同证异善化裁 西医学认为女性不孕与卵巢、输卵管、子宫、子宫颈、外阴、阴道、免疫等因素有关。临床常见有输卵管阻塞、子宫肌瘤、子宫内膜异位症、排卵功能障碍等。班秀文教授治疗不孕症既辨证，又辨病，辨证与辨病相结合，病同证异之时，能把握病机，灵活化裁。如治疗输卵管阻塞引起的不孕，以活血通络、软坚散结为总原则。常选用温养通行之品，如鸡血藤、当归、川芎、桂枝、制附子、刘寄奴、路路通、皂角刺、急性子、王不留行、穿破石、猫爪草等。由于病因病机不同，证型有别，班秀文教授又结合辨证论治，在辨证基础上加入温养通行的药物。如属气滞血瘀型者，以柴胡疏肝散加当归、鸡血藤、刘寄奴、郁金、青皮、急性子、夏枯草治之；气血虚弱型者，以十全大补汤加鸡血藤、肉苁蓉、路路通、小茴香治之；寒湿凝滞型者，以少腹逐瘀汤加桂枝、穿破石、王不留行、穿山甲（代）、路路通、香附治之；湿热下注型者，以四妙散加土茯苓、马鞭草、鸡血藤、丹参、赤芍、忍冬藤、猫爪草、石菖蒲治之；痰湿郁阻型者，以苍附导痰丸加白芥子、皂角刺、浙贝母、鸡血藤、刘寄奴、路路通、穿破石治之。

班秀文教授认为，由于排卵功能障碍引起不孕者，要根据具体情况辨证论治，有是证而用是药。排卵不佳多与肝不生发、肾不作强有关。往往从调补肝肾着眼，针对不同证情，或温肝肾之阳，或滋肝肾之阴，或益肾填精养血，使肝肾阴阳平秘，精充血足，以助排卵。

若为子宫肌瘤或子宫内膜异位症引起不孕者，每兼夹有血瘀，应在辨证的基础上加入活血化瘀之品。常用莪术、益母草、苏木、泽兰、鸡血藤、牡丹皮、赤芍、刘寄奴等。

三、诊疗验案

验案一：当归芍药散加减治不孕

韦某，女，25 岁。1991 年 4 月 5 日初诊。

月经紊乱并痛经 8 年，不孕 3 年。13 岁月经初潮，一向经行不甚规则，时有闭经。1984 年以来经乱加甚，经血量多，行经时间十余日至二十余日不等，多次因经崩而昏厥。诊断性刮宫示"子宫内膜增殖"。西医诊断为"无排卵型功血"。曾因"功能性子宫出血（功血）"3 次住院治疗，效果不显。每于经前、经行时小腹剧烈绞痛，需服"去痛片"方舒。1988 年结婚，婚后经乱如故，夫妻同居，未避孕而不孕。因治疗效果不佳，当地医院建议行子宫切除手术，患者不从，求诊于班秀文教授。刻诊为经行第 5 日，服药（药名不详）后腹痛已缓解，经量仍多，色鲜红，夹血块，头晕目眩，纳食、二便尚可，舌尖边红，苔薄白，脉细。证属肝肾亏损，固摄无能。治予补益肝肾，养血调经。方药：当归 10g，川芎 6g，白芍 10g，熟地黄 15g，鸡血藤 20g，丹参 15g，续断 10g，益母草 10g，炙甘草 6g。4 剂，每日 1 剂，水煎内服。

4 月 9 日二诊：本次经行 8 日干净，现除头晕外，余无不适。仍宗前法，守方出入，予药 7 剂。

4 月 16 日三诊：头晕症瘥，时觉少腹、小腹胀痛，痛引腰部，舌淡红，苔薄白，脉略数。予以疏肝养血，健脾益气。冀气机疏利，化源充足，血行正常，经候如期。方药：柴胡 6g，当归 10g，白芍 10g，茯苓 10g，白术 10g，黄精 15g，首乌藤 20g，小茴香 5g，香附 6g，炙甘草 6g，薄荷 5g（后下）。7 剂，每日 1 剂，水煎内服。

4月23日四诊：药后已无腹痛，但带下全无，交后精液溢出，基础体温呈单相。舌淡红，苔薄白，脉细。治拟补肾温阳，调经助孕。方药：菟丝子20g，枸杞子10g，覆盆子10g，芜蔚子10g，淫羊藿15g，仙茅10g，当归10g，党参15g，鸡血藤20g，苎麻根10g。7剂，每日1剂，水煎内服。

药后于5月5日行经，4日即净，经行腹痛减轻。再如法调理1个月，6月时月经逾期不至，查尿HCG阳性，B超诊断为早孕。

按语：班秀文教授对不孕症的治疗，首先着眼于调理经候。调经之法，常从肝、脾、肾着眼，提出调经要补益肾气，以固气血之根基。由于月经病和带下病往往同时并见，且带下异常也可以影响到妇女的孕育。故经带同病者，需经带并治之方，常选用当归芍药散加减。

验案二：当归芍药散加味治不孕

陈某，女，33岁。1991年5月14日初诊。

继发性不孕7年。曾人流2次，自然流产1次，末次流产时间为1984年（自然流产）。自1984年以来有生育要求，夫妻同居，未避孕而不孕。14岁月经初潮，周期32～35日，经量偏少，色暗红，行经期5日。经前乳房痒痛，小腹疼痛，肛门重坠，时时欲便，经行诸症消失。末次月经5月4日。现纳少腹胀，大便溏烂，夜寐欠佳，舌淡红，苔白稍厚，脉细。1991年3月输卵管通液示输卵管不通，造影为输卵管伞端堵塞；基础体温呈单相。中医辨证属气虚血滞，胞脉不通，治以益气养血，活血通络。方药：当归10g，川芎6g，赤芍10g，茯苓10g，白术10g，泽泻10g，路路通10g，皂角刺10g，甘草 6g，山甲粉（代）5g（冲服）。6 剂，每日 1 剂，水煎内服。

5 月 21 日二诊：药后腹胀减轻，时有腰胀，大便仍溏。现为月经周期第 18 日，基础体温未升，舌淡红，苔薄白，脉细。以温补脾肾为主，兼予活血通络。方药：党参 15g，白术 10g，茯苓 10g，陈皮 5g，仙茅 10g，淫羊藿 15g，当归 10g，赤芍 10g，穿破石 20g，路路通 10g，大枣 10g，瓦楞子 10g（打），山甲粉（代）5g（冲服）。

5 月 31 日三诊：上方加减服 11 剂，大便已调。近日乳头稍痒，小腹微胀，舌淡红，苔厚略黄，脉细缓。脾肾不足之症渐减，再循益气养血、活血通络之法，兼以祛湿清热。方药：当归 10g，川芎 6g，赤芍 10g，土茯苓 20g，白术 10g，泽泻 10g，苍术 10g，黄柏 10g，急性子 20g，菟丝子 20g，山甲粉（代）5g（冲服）。

根据症情变化，上方酌情损益，或加路路通、穿破石、皂角刺、香附以活血通络、软坚散结，或增淫羊藿、仙茅、黄精、枸杞子、覆盆子、熟地黄以调补肝肾。共服药 30 余剂，末次月经 1991 年 7 月 5 日，继而受孕。于 1992 年 3 月分娩一男婴。

四、经验发微

班教授认为经孕之本在于肾，肾所藏之精，为先后天之精气，是生殖发育的根本，是人体维持生命的物质基础，妇女经带胎产都与肾密切相关。临床上从肾论治妇科疾病，"从肾治经""从肾治带""从肾治孕"，滋肾阴时重养肝，温肾阳时重健脾，洽调肾中阴阳之偏颇，可取得满意疗效。

参考文献

［1］卢慧玲. 班秀文教授治疗不孕症经验撮要［J］. 广西中医药，1995，18（1）：18-20.

［2］莫清莲，林怡，陈晓林，等. 国医大师班秀文从肾论治妇科疾病经验探析［J］. 中华中医药杂志，2015，30（3）：755-757.

陈瑞春治验

一、名中医简介

陈瑞春（1936—2008），男，教授，主任医师。享受国务院政府特殊津贴，全国第二批名老中医药专家学术经验继承工作指导老师。长期从事《伤寒论》的教学工作，主编、参编《伤寒论教学参考》《喻嘉言医学之书校论》等著作 8 部，独著《陈瑞春论伤寒》和《伤寒实践论》。

二、辨治心法（经验、要点）

1. 辨识病机，不拘病名 经方的临床运用，关键是精于辨识病机，实际就是要"先议病"。临床实践证明，"精辨病机，不拘病名"是用好经方的关键，也是拓宽经方运用的关键。

2. 突出主症，参合佐症 主症是辨证的主要焦点，是遣方用药的主要依据，既要在一群证候中突出地抓住主症，又要把主症的病机（包括病性、病位）辨析清楚。所以，必须在抓主症的同时参合佐症，以期更全面地把握主症，为立法遣方提供准确的临床依据。主症和佐症，在一定意义上说，没有孰轻孰重之分。虽然主症是判断疾病的焦点，但佐症往往也是定乾坤的要素，不能忽视。在主症明确的前提下，参合佐症，使之更全面准确地辨证，更恰当地提出治疗方药，颇具临床意义。

3．确定病位，落实脏腑 伤寒六经辨证对病机的定位是落实在脏腑（包括经络、气血、津液）之上的，有实质可据，而不是臆想的。但是中医辨证的疾病定位，是按照整体观的思维方法而全面定位，体现了整体观的方法论，是中医辨证论治的优势，是传统的中医特色。疾病以脏腑定位之后还应定性，即分清阴阳、表里、寒热、虚实。

4．伤寒治法，有常有变 学习和运用伤寒方药，关键是领悟大法之常与变，如能灵活掌握伤寒辨证大法，对疾病的分析能丝丝入扣，是用好经方的关键所在。伤寒治法，有常有变，包含在397条原文之中，学者如能了然于胸中，则临床运用可左右逢源。

5．深究方规，抓住主方 伤寒方的方规非常严密，又非常灵活，可谓严而不死，活而不乱，故有"群方之冠"的美誉。伤寒方的方规是以病机为基础，有它的特定规律：一是药物的性能，一是药物的主治功用，两者必然是一致的。要真正掌握好方规的基本规律，指导临床运用，还必须在实践中探索和验证每一个方的方规与病机、证候的内在联系，严密剖析，才能用好用活。深究方规，目的是发展经方的运用。因而在临证中去认识和发现经方的奥秘，从而去完善经方的方规，是提高临床疗效、充实医者经验的有效途径。

6．化裁经方，扩大运用 经方运用应本着师其法、不泥古的精神，进行必要的化裁，才能运用自如。重视经方的严谨，药味精炼的规范性，但执定经方不能加减，似有食古不化之嫌；而从实际出发，因病因人而异，延伸经方的运用，辨明证药，是活用经方的典范，是扩大经方运用的有效途径。

三、诊疗验案

验案一：小柴胡汤加减治不孕

周某，女，23 岁，银行职员。2001 年 5 月 10 日初诊。

患者于 1999 年 7 月流产后，渐感全身肌肉酸痛，伴四肢小关节胀痛，夜间尤甚，痛如杖打，畏风、怕冷，夏天颈项部胀痛最明显，饮食、睡眠均一般，二便可，舌质暗，舌体瘦小，苔薄白，脉弦细、寸弱。实验室检查抗"O"、血沉正常。证为邪入血室，营卫不调。拟以柴胡桂枝各半汤加减。方药：柴胡 6g，黄芩 10g，法半夏 10g，炙甘草 5g，党参 15g，桂枝 6g，白芍 10g，生姜 3 片，大枣 3 枚，葛根 15g，防风 10g，桑枝 15g，独活 10g，威灵仙 15g。5 剂，水煎，每日 1 剂，分两次服。

二诊：服前方 5 剂，患者四肢小关节及全身肌肉酸痛大减，感觉诸身清爽，唯夜间尚觉身痛，畏风。上方继服 7 剂。

三诊：半个月后患者来诊，诉其 1 周前自行照原方服药 7 剂，感觉良好。现体态轻盈，精神良好，身痛基本消失。嘱再服 7 剂，隔日 1 剂。后随访患者诸病痊愈，并孕一男孩。

验案二：当归芍药散加味治不孕

梅某，女，25 岁。2003 年 11 月 30 日初诊。

患者自 2002 年年初人工流产后，至今未孕，妇科检查考虑卵泡成熟不佳。行人工周期及服中药调治，并接受人工授精，均未孕。自行人工周期及服中药以来，身体逐渐发胖，经前腰酸，下腹坠胀，白带量偏多，性欲淡漠，大便溏，小便平，舌质淡胖，边有齿印，苔薄白，脉细缓，两尺微弱。治以当归芍药散加味。方药：当归15g，白芍10g，茯苓15g，白术10g，泽泻6g，川芎5g，杜仲10g，菟丝子10g，鹿角霜10g，小茴香5g，台乌药10g，炒艾叶6g，郁金10g。水煎服，每日1剂。另外用苦参、野菊花、蒲公英各15g，水煎3次，合一起，坐浴并冲洗阴道，每日1次，共5日。

2003年12月30日二诊：服药15剂后，月经趋于正常，血量较少，色稍暗，白带减少，易于疲劳，腰膝酸软，下肢轻浮，睡眠多梦，食纳正常，大便偏稀，舌淡胖，苔薄白，脉弦缓，但较前有力。方药：当归10g，白芍10g，川芎6g，茯苓15g，泽泻10g，白术10g，鹿角霜10g，杜仲10g，菟丝子10g，合欢皮15g，柏子仁10g，绿萼梅10g。水煎服，每日1剂。

2004年1月13日三诊：服上方15剂后，月经未至，白带不多，腹无所苦，夜寐尚可，仍有梦，入睡慢，下肢轻浮，大便稀软，舌淡胖，苔薄白，脉缓有力。方药：当归15g，白芍15g，茯苓15g，白术15g，泽泻6g，川芎5g，郁金6g，杜仲10g，菟丝子10g，小茴香5g，炒艾叶6g，益母草10g。水煎服，每日1剂。

2004年1月30日四诊：服上药20剂后，月经来潮，夹带血块，色红，量比前两次多，行经时无任何不适，白带稀，量不多，睡眠后颜面浮肿，小便偏少，矢气频多，舌质偏红，苔薄少，脉弦缓。守上方去小茴香，加赤小豆30g，茯苓加至30g，继服20剂。

2004年4月来电话告知：2月15日月经后，3月份月经未至，于当地尿检示已怀孕。嘱其停服上药。

按语：临床上不少已婚少妇，人流后难以受孕，随之月经量少，性欲淡漠，大多归之于卵泡发育不良，激素水平低下。从中医辨证分析，人流之后或为气血亏虚，气滞血瘀，或为水湿瘀滞，或为肝郁血滞等，或兼而有之，情况种种不一，应当辨证论治，病位涉及肝、脾、肾。本案患者人流后2年，不孕，所表现的证候特点是腰酸、下腹坠胀、白带偏多、性欲淡漠、大便稀、浮肿等，一派下源不足之象，乃脾肾虚寒之咎。以补益脾肾、活血利水为法，始终以当归芍药散加味治疗而得效。从临床实践看，对脾虚水盛，阻塞下焦，形成脾肾虚寒，水湿停滞，进而由水及血导致的不孕，用此方加补肾药，实为脾肾双补，气血同调，相得益彰。然补肾药应视个体而定，因为少妇虽肾虚，但毕竟年轻，不宜大温大补，而应取温而不燥补肾之品，如菟丝子、杜仲、鹿角霜（既补肾又收涩，治脾虚带下有专攻），不用仙茅、淫羊藿等，以避其温补过盛之弊。本案所用小茴香、艾叶、乌药是取其温运行气，乃治气滞、血瘀、水停，用赤小豆有助于茯苓之淡渗。对于久治不孕的少妇，疏肝解郁是必不可少的，方中郁金、绿萼梅，虽是佐使，但不失为点睛之笔。

四、经验发微

首先，临床实践证明，精当辨析病机，是拓宽经方运用的关键，也是将其更广泛地运用于内伤杂病的需要。其次，在临床实践中对主要脉证、各种体征及各种化验指标都要进行认真分析，既辨病又辨证，每一阶段都规范用药，这样对于规范经方的运用、提高临床疗效是十分有益的。再次，方规的依据是以病机为基础的，具有它的特定规律，一是药物的性能，一是药物的主治功用，这两者必然是一致的。深究方规，目的是发展经方的运用。因而在实践中去认识和发现经方的奥秘，从而去完善经方的方规，是提高临床疗效、充实医者经验的有效途径。最后，经方应当随证加减化裁，证有变，方亦变，仲景制方就是随证而设，随机而变，这是符合临床实际的。

参考文献

［1］刘新亚，胡正刚，陈瑞春. 活用小柴胡汤经验介绍［J］. 中医杂志，2004（9）：706-708.

［2］张光荣，李明方. 陈瑞春临床运用经方举隅［J］. 世界中医药，2007（3）：154-155.

蔡小荪治验

一、名中医简介

蔡小荪（1923—2018），男，上海江湾蔡氏妇科第七代嫡系传人，主任医师，教授，博士研究生导师，首批"上海市名中医"，全国老中医药专家学术经验继承工作指导老师。学术上强调妇人以气血为本，肝肾为纲；推崇辨病辨证相结合；倡导审时度势论治；注重补肝肾、健脾胃、调冲任、理气活血化瘀诸法。擅长治疗不孕症、子宫内膜异位症等妇科疑难杂症。著有《经病手册》《中国中医秘方大全·妇产科分卷》《中医妇科验方选》《中华名中医治病囊秘·蔡小荪卷》等十余部著作。

二、辨治心法（经验、要点）

蔡小荪教授从事临床 60 余年，在秉承祖业、融会百家、结合中西的基础上，基于《黄帝内经》《伤寒论》，在阐明人体生理、病理变化规律与年、月、昼、夜、阴、阳、气、血密切相关的基础上，强调不论采取针灸或方药治病，均应顺乎时序更替的变化，并根据这些理论，提出了月经周期的四期生理特点和调治思路，尤其在诊治不孕症方面疗效卓著，其经验简介如下。

1. 以育肾调周为常法 蔡教授认为治疗妇科病尤其是不孕症当以调经为首重，而调经之道，在于详审月经周期节律，根据不同时期阴阳相交的生理特点，进行适时适当的治疗，方能获事半功倍之效。早在 20 世纪 70 年代初，蔡教授在长期临证实践的基础上，根据月经周期各期的生理特点提出了治疗基本思路。

蔡教授根据月经期胞宫气血由满而溢泻，渐至空虚，肾气、天癸作用相对减弱的生理特点，认为凡经期、经量、经色及经味异常均可在此期调治，常用疏调、通下、固摄诸法。经后期（经净至排卵前），胞宫气血由虚至盈，肾气渐复渐盛，是阴长阳消之时，此期是调经、种子的基础阶段，当补则补，当泻则泻，从而治之。经间期（排卵期，即下次月经前 14 日左右），此期肾气充盛，是阴阳转化、阴极生阳、阳气发动、阴精施泄的种子时期，若交接合时有受孕可能，治疗当以促其阴阳转化为宗旨。经前期（排卵后到经潮前），此期肾气实而均衡，阳盛阴长，气血充盈，治疗以维持肾气均衡为原则，此时又是调治月经前后诸疾及经期诸疾的关键时期。

在具体治疗中，将四期生理和妇科诸疾的病理特点有机结合，制定出不同的周期调治法，并创立一系列自拟方剂。蔡教授在治疗不孕症时运用"育肾助孕周期调治法"，即月经期以理气调经之四物调冲汤加减治疗，经后期以育肾通络之孕Ⅰ方加减治疗，经间期及经前期以育肾培元之孕Ⅱ方加减治疗。

另外，蔡教授认为不孕症不论肾虚、气血虚弱、气滞血瘀、肝气郁结、痰湿内阻诸因，究其病机均系胞脉塞而不通。诚如经云："月事不来者，胞脉闭也。"朱丹溪云："阴阳交媾，胎孕乃凝，所藏之处，名曰子宫。一系在下，上有两歧，一达于左，一达于右。"此所谓两歧与系胞之脉相合，恰似西医学之输卵管。输卵管通畅是受孕的先决条件。临床上不孕症多见输卵管阻塞、积水或痉挛，或通而欠畅。其他尚有肾虚气弱、肝郁、痰凝等。不孕症原因复杂，但病机均为胞脉塞而不通，因此不论何种类型，均应重视育肾通络，非通莫达，以通促合。

2.以分期辨治为关键　蔡教授在治疗不孕症时，除了以"育肾助孕周期调治法"为常法，还常根据不同分期进行辨证治疗。

经后期常用治疗方法为育肾通络法，方用孕Ⅰ方进行治疗。孕Ⅰ方基本组成：云茯苓12g，生地黄10g，怀牛膝10g，路路通10g，王不留行10g，麦冬10g，降香片3g，淫羊藿12g，巴戟天10g。如出现月经稀发或闭阻、形体肥胖、喉中有痰、带下质稠、苔腻等症状，蔡教授认为是痰湿脂膜壅滞，加石菖蒲、姜半夏、白芥子、制天南星等燥湿化痰药；如出现月经后期或闭阻、小腹冷痛、形寒肢冷等症状，蔡教授认为是寒湿瘀滞型，去生地黄之类，加入苍术、艾叶、吴茱萸等；如出现小腹两侧隐痛、腰酸带下、色黄气秽、月经先期量多等症状，蔡教授认为是湿热瘀滞，轻者加败酱草、红藤、鸭跖草清热化瘀，如果症状严重，可先用清热化瘀方（茯苓12g，桂枝3g，柴胡5g，赤芍10g，败酱草30g，牡丹皮10g，鸭跖草20g，川楝子10g，红藤15g，延胡索10g，川牛膝10g）清热化瘀通络，待症状减轻或消失后再予育肾助孕三方周期治疗；如果患者患有子宫内膜异位症，出现经痛剧烈，可选用内异Ⅰ方［炒当归、丹参、川牛膝、制香附、川芎、赤芍、制没药、延胡索、蒲黄（包煎）、五灵脂、血竭］；月经量过多，可选用内异Ⅱ方［当归、生地黄、丹参、白芍、香附、蒲黄（包煎）、花蕊石、熟大黄炭、三七末（吞）］；经净后用内异Ⅲ方（桂枝茯苓丸加味）；病情好转以后按需选用孕Ⅰ方、孕Ⅱ方。

经前期常用治疗方法为育肾培元法，基本方为孕Ⅱ方。孕Ⅱ方药物组成：茯苓12g，生地黄10g，熟地黄10g，仙茅10g，淫羊藿12g，鹿角霜10g，肉苁蓉10g，制龟甲10g。有神疲乏力等气虚症状，加党参、黄芪等；有头晕、心悸失眠、面色苍白或萎黄等血虚症状，加黄芪、当归、白芍等；有腰酸、足跟痛等肾虚症状，加杜仲、川续断、狗脊等；大便不实，去生地黄、肉苁蓉，加菟丝子等；腰腹冷者加熟附子、艾叶等。

经期治疗常用育肾调冲任法，方用四物调冲汤。基本药物组成：炒当归10g，川芎10g，白芍10g，生地黄10g，制香附10g，怀牛膝10g。经行先期，量多、属实热内盛者，加赤芍、牡丹皮等；经行先期，量少或偏多、经期延长等属阴虚内热者，加用地骨皮、麦冬、女贞子、墨旱莲等；经行量多、色淡质稀、气短乏力等属脾虚失摄者，加党参、黄芪、白术、茯苓、山药等；乳胀、心情烦躁等属肝郁者，加柴胡、陈皮、橘叶、橘核等；烦躁不安、易怒，加浮小麦、合欢皮、甘草等；湿热瘀滞重者，加败酱草、鸭跖草、广地龙、路路通、王不留行等，服至经期干净。

3. 以西医学为参考 蔡教授在临床上主张衷中参西，西为我用。蔡教授很早就在临床中引入了盆腔内诊、基础体温测定、子宫输卵管碘油造影、内分泌激素测定、B超检查、男子精液常规检查及其他实验检查等现代诊查手段，以弥补中医传统四诊之局限。例如蔡教授常以测量基础体温（BBT）作为辨别肾气充盈与否的参考指标，指出基础体温单相者临床上大多为无排卵者，尤以偏肾阳虚者为多。排卵期是肾中阴阳转化时期，即肾之阴精发展到一定程度而转化为阳的时期，此时温煦肾阳，兴旺命火，可提高雌激素水平，温煦生化，从而促排卵、健黄体。故用温肾助阳的药物，温暖子宫，祛除寒邪，可益肾、促排卵、健黄体。如此服用一段时间后，基础体温可从单相转为双相，排卵功能正常，从而经调受孕。如因抗体阳性不孕者，则在补肾调周辨证基础上加用一味贯众；因支原体或衣原体感染者，则在补肾调周基础上加用清热解毒药败酱草、鸭跖草、石见穿等，临床效果常获明显提高。如因输卵管不通引起不孕，临床往往无证可辨，若单纯采用补肾调冲周期调治法不能取效，必须结合西医学检查，如输卵管碘油造影，了解是炎变阻塞还是结核所致，针对用药，才能提高临床疗效。又如高泌乳素血症导致不孕症，采用育肾调冲法治疗往往效果不显，若再根据实验室检查有泌乳素增高者，其病机有所不同，蔡教授认为其中医病机是肝胃郁热，冲脉气机失调，多采用玉烛散加减养血泻火、清胞络结热，临床获得较满意疗效。若疗效不满意时，结合西药溴隐亭中西医结合治疗，效果亦佳。如果开始采用服西药，能迅速降低血中高胰岛素，临床症状能迅速改善，月经恢复正常，患者就对疾病治疗充满了信心。在进行辅助生育技术前，强调用现代技术方法查明不孕的原因，从整体上协调机体的内分泌环境，改善体质状态，随证加减。

4. 其他 除此之外，蔡教授还非常注意男女双方同治、心理疏导、注意生活因素等解除影响孕育的因素。如要求患者晚上十点半之前保证入睡，以使机体有足够的时间进行正常的代谢和机体修复；重视行房时间，以妇女基础体温为依据，在排卵期的前后一周内行房 2～3 次。但须注意避免频于房事等。

三、诊疗验案

验案一：桂枝茯苓丸治不孕症

陈某，女，28 岁。2001 年 11 月 21 日初诊。

婚后 5 年未孕，末次月经 11 月 15 日，经行有块，腹痛剧烈，畏冷肢清，下块痛缓，昨经净。外地某医院 B 超示：双侧卵巢巧克力囊肿，左 2.8cm×2.5cm，右 4.1cm×3.5cm、2.4cm×2.2cm，子宫肌瘤 1.0cm×1.0cm。苔薄色黯，脉微细弦。证属宿瘀内结，拟化瘀散结。方药：云茯苓 12g，桂枝 3g，赤芍 10g，牡丹皮 10g，桃仁 10g，莪术 10g，皂角刺 30g，炙甲片（代）10g，三棱 10g，石见穿 20g，鬼箭羽 20g，水蛭 6g。7 剂。

二诊（11 月 28 日）：基础体温梯形上升，余无所苦，苔薄色黯，脉细。拟育肾培元。方药：云茯苓 12g，生地黄、熟地黄各 10g，川石斛 10g，仙茅 10g，淫羊藿 12g，熟女贞子 10g，巴戟肉 10g，肉苁蓉 10g，鹿角霜 10g，麦冬 12g，川续断 12g。10 剂。

三诊：家属代诉，基础体温上升 5 日，经期将近。拟化瘀调经，经来时服，目前观察。方药：炒当归 10g，大生地 10g，怀牛膝 10g，川芎 10g，白芍 10g，制香附 10g，生蒲黄 10g（包），五灵脂 10g，淡吴萸 2.5g，延胡索 12g，制没药 6g。5 剂。

四诊（12 月 19 日）：末次月经 12 月 10 日，腹痛减轻，6 日净，苔薄舌红，脉细。再拟育肾化瘀通络。于初诊方加淫羊藿 12g，巴戟肉 10g，怀牛膝 10g。7 剂。

如法调治，随症加减，至 2002 年 5 月 15 日再诊，月事逾期不行，基础体温持续 20 余日不降，腹微痛，纳谷不馨，即予补肾安胎方内服。孕 2 个月余时 B 超探查示：宫内妊娠，活胎，左侧囊肿消失，右侧缩小，肌瘤略小。

按语：本例患者虽然经行腹痛较剧，但平素体质尚健，故初诊时即用重剂化瘀散结，以攻为主。方中用桂枝茯苓丸下癥块。现代研究表明，桂枝茯苓胶囊能够通过改变血液黏滞性，改善局部微循环，调节雌二醇（E_2）、孕酮（P）水平，使异位内膜萎缩，从而改善子宫内膜异位症的临床症状与体征，提高妊娠率。山甲片（代）、石见穿活血散结通络，增之以加强活血化瘀之力；三棱、鬼箭羽行瘀化癥；莪术行气破血、消积散结；水蛭逐恶血、破瘀；皂角刺辛温锐利，直达病所，消肿散结。对于各类痛经患者，蔡教授一般主张于经行前 3 日始服调经止痛方，而本例患者痛经并有不孕，随着症情的不断改善，随时有怀孕的可能，故用调经方时要谨慎，应根据基础体温的变化，于经行时服用，以免耗血伤胎。

验案二：四物汤加味、桂枝茯苓丸加味治不孕

患者女，37 岁，已婚。继发不孕 3 年。2005 年 4 月 27 日初诊。

该患者于 2000 年行卵巢巧克力囊肿剥离术，且有 1 次人工流产史。近期 B 超示：卵巢小囊肿。2001 年通液示：双侧输卵管通而不畅。基础体温双相欠典型。月经周期 23～24 日，末次月经 4 月 18 日，6 日净，经量尚可，略感疲惫。舌质略暗，边尖红，苔薄，脉略细。证属宿瘀内结，肾气不足。故先育肾化瘀通络。方药：茯苓 12g，桂枝 3g，赤芍 10g，牡丹皮 10g，桃仁 10g，炒白术 10g，路路通 10g，穿山甲片（代）10g，麦冬 12g，淫羊藿 12g，巴戟天 10g，煨木香 3g。7 剂。

2005 年 5 月 11 日二诊：适值经期将届，基础体温未降，苔薄质红，脉略细，拟调理冲任。方药：炒当归 10g，生地黄 10g，炒怀牛膝 10g，川芎 10g，白芍 10g，制香附 10g，延胡索 12g，续断 12g，丹参 6g。5 剂。蔡教授嘱其在经来时服。

2005 年 5 月 25 日三诊：末次月经 5 月 19 日，经事届时而行，5 日净，有血块，少腹欠舒。近日来胸闷脘满。舌边略有暗斑，苔薄，脉略细。拟化瘀通络。于 4 月 27 日方去炒白术之壅滞，加石见穿以增逐瘀通络之力。

2005 年 6 月 1 日四诊：左少腹欠舒，胸闷疲惫，时届中期，基础体温上升，脉细略数，苔薄色黯，再拟育肾培元兼祛瘀理气。方药：炒党参 12g，丹参 10g，广郁金 10g，柏子仁 10g，茯苓 12g，生地黄、熟地黄各 10g，仙茅 10g，淫羊藿 12g，巴戟天 10g，肉苁蓉 10g，女贞子 10g，青皮、陈皮各 5g。14 剂。如此守法调治，周而复始，至 2005 年 12 月末次月经。

2006 年 2 月 8 日患者最后 1 次就诊，已停经 4 旬余，妊

娠试验阳性，已怀孕。

　　按语：本案不孕之由，蔡教授根据其病史，分析其病因，主要为卵巢巧克力囊肿剥离术后又加人工流产术，正虚邪浊内侵，气滞痰凝血瘀，导致输卵管通而不畅。又伴基础体温的不典型，表明其肾的育化功能不足，双重原因导致继发不孕。运用周期调治法，经行期以四物汤加味调理冲任，经后期以桂枝茯苓丸加味理气化瘀、育肾通络，经前期育肾培元、理气扶正。总法不离化瘀通络治其标，育肾培元治其本，邪祛正安，胞歧得通而受孕。

四、经验发微

　　蔡教授诊治不孕症的学术思想及临床经验，概括起来，即顺应月经周期调理冲任；辨病与辨证相结合，重视调补肝肾，重视调畅情志，交媾合时，性欲有节。

参考文献

　　［1］莫惠玉．蔡小荪治疗不孕症经验［J］．中医文献杂志，2003，1：35-36.

　　［2］杨悦娅，王春艳．蔡小荪教授治疗输卵管阻塞的思路与临证［J］．天津中医药，2007，24（1）：8-9.

付志红治验

一、名中医简介

　　付志红，女，主任中医师，博士。师承"国医大师"伍炳彩，善用经方，活用时方，在治疗妇科不孕症和复发性流产病症方面有独到经验，其自拟通补奇经方（丸剂）在孕前调理中应用收效显著，同时丸剂具有携带方便、性价比高、作用持久的优点。

二、辨治心法（经验、要点）

付志红教授在临床中发现，疾病初浅者，予补肝肾、健脾胃调理后，妇科疾病多能改善，而肝肾虚损，累及八脉者，下元精血不足，不能蓄血以养胞胎，故种子不能，或是屡孕屡堕，不知其法。付志红教授根据自身临证经验，自拟通补奇经方：当归6g，白芍20g，川芎6g，熟地黄20g，白术10g，花椒3g，杜仲10g，菟丝子10g，炙甘草6g，茯苓10g，桑螵蛸10g，党参10g，覆盆子10g，香附10g，续断10g，紫河车10g，龟甲胶6g，鹿角胶6g，砂仁6g，三七粉3g，紫石英10g，鹿角片10g。该方以八珍汤为基础，补气养血，重用熟地黄滋肾填精；杜仲、续断巩固带脉，调补肾气；覆盆子、桑螵蛸归肝肾经，固带脉，治肾伤精竭流滑；鹿角片专通督脉而调和冲任，补肾壮阳之功尤甚；紫石英甘温，暖胞宫，重镇降逆；紫河车、鹿角胶、龟甲胶乃血肉有情之品，可峻补营血、填补冲任、滋养肝肾，此类药物究属厚味胶质，加用少许砂仁醒脾和胃；花椒味辛、性温，通三焦，既可入肺温散上焦沉寒、开肺气，又能降冲逆而祛寒湿，暖水土而温中下；三七粉和营止血，通脉行瘀，保持脉道通利。若夹瘀者，如现代盆腔炎、输卵管不通、子宫内膜炎等症，可酌情加少许水蛭。少佐行气之药，攻补配合，攻不伤正，补而不滞。全方合用，有调气血、疏肝气、健脾气、补肾气、通补奇经之功。通补奇经方可治下焦虚寒，无论男子遗精滑泄、精寒无子，或是妇人产后下亏、淋带癥瘕、胞宫虚寒、数数殒胎，均可以此方调理之。若是湿热、瘀血、阴虚等其他证型，可辨证论治，先予清湿热、化瘀血、滋阴液治标后，再予通补奇经方对证加减治疗。陆智义等研究发现，本方不仅促排卵的远期效果较西药克罗米芬好，且治疗男子弱精症收效亦较显著。

三、诊疗验案

验案一：温经汤加减治不孕

患者女，35 岁。2017 年 10 月初诊。

诉育有一女，后未避孕未孕 8 年，于江西省妇幼保健院启动体外受精－胚胎移植（IVF–ET），2 次均未着床，现进行第 3 次移植前调理。妇保检查示：双侧输卵管通而不畅，宫腔镜下示子宫内膜轻度粘连，已行粘连分解术，配偶精液分析结果正常，余无明显异常。刻下：面黯，唇周黑，易生闷气，时觉腰骶部冷，纳寐一般，多梦，舌淡黯、尖略红，苔白，脉沉细弦。以温经汤加减，方药：麦冬 15g，当归 10g，白芍 20g，桂枝 10g，吴茱萸 3g，川芎 6g，生姜 3 片，法半夏 10g，牡丹皮 10g，党参 10g，甘草 6g，阿胶 3g（烊化），香附 10g，紫石英 15g，细辛 3g，水蛭 3g。嘱服上方 10 剂后再服用付志红自拟通补奇经丸，每丸 10g，每日 3 次，配以经期药——少腹逐瘀汤 5 剂。

二诊：服药后 2 个月，因平素月经规则，现经期推迟 3 日，自测尿妊娠试验阳性，于我院门诊测得血 HCG 618.2U/L，确诊妊娠。患者欣喜异常，并要求继续保胎，付志红予寿胎丸加减治疗，安胎。

验案二：宣郁通经汤加减治不孕

张某，女，26 岁。2017 年 1 月 24 日初诊。

自诉未避孕 2 年未孕，2016 年 9 月 7 日于江西中医药大学附属医院子宫输卵管碘油照影示：子宫大小、形态正常，双侧输卵管形态正常，通畅。患者平素月经 27 ～ 32 日一行，7 日方尽，色黯，血块较多，经前 1 周稍感乳房胀痛，烦躁，经前 4 日小腹胀痛，经行第 1 日加重，难忍，乏力，经行第 2 日可自行缓解，末次月经（LMP）：2016 年 12 月 29 日。刻下月经期第 26 日，昨日开始稍感乳房胀，烦躁，口干口苦，喜冷饮，纳可，寐一般；大便日一行，质干、欠畅；小便黄，白带黄，稍感瘙痒。舌质红、尖甚，苔薄黄，脉弦。中医诊断：绝嗣（肝郁血瘀）。西医诊断：原发性不孕。治以疏肝泻火、化瘀止痛。方用宣郁通经汤加减。方药：柴胡 8g，黄芩 15g，牡丹皮 10g，炒栀子 6g，郁金 15g，香附 10g，白芥子 10g，当归 10g，赤芍 10g，甘草 6g，北沙参 30g，柏子仁 15g。12 剂，每日 1 剂，经期续服。并嘱患者避孕，少食生冷瓜果。

2 月 8 日二诊：LMP 2 月 1 日。患者诉服上药后，经前乳房胀除，经前经期腹痛、血块减轻，口干减轻，口苦除，大便转软，余诊同前。刻下月经第 8 日，纳可，寐安，小便自利，舌质红，苔薄，脉弦。此为经后期，子宫处于空虚状态。肝肾同源，在疏肝的同时加以滋肾，用一贯煎加减。方药：生地黄 20g，北沙参 30g，当归 10g，枸杞子 10g，麦冬 20g，川楝子 6g，女贞子 15g，墨旱莲 10g，白芍 20g，柴胡 6g。16 剂，每日 1 剂。

2 月 26 日三诊：药后口干除。刻下为月经第 26 日，纳可，寐安，二便平。舌质稍红，苔薄，脉弦细。此为月经后期，阴盛阳动之时，守初诊方去柏子仁，北沙参改 10g。10 剂，每日 1 剂。

3 月 8 日四诊：LMP 3 月 1 日，经前、经期未见不适，血块除。刻下为月经第 8 日，纳可，寐安，二便平。舌质转淡红，苔薄，脉弦细。方药已奏效，可试孕。治以补肾疏肝，固冲养胎。用养精种玉汤合逍遥散加减，方药：熟地黄 20g，山茱萸 10g，当归 10g，白芍 20g，柴胡 6g，茯苓 10g，白术 10g，生姜 3 片，薄荷 6g（后下），巴戟天 10g，肉苁蓉 10g。21 剂，每日 1 剂。嘱患者白带增多时试孕。

3 月 30 日五诊：就诊时患者诉，近几日又见乳房胀痛，脾气烦躁，经水未行，嗜睡，小便较频数，纳一般，舌质淡红，苔薄，脉弦细滑，稍数。患者自测尿 HCG 阳性。诊断为早孕。治以固肾安胎，方用寿胎丸加减。

按语：《傅青主女科》曰："女子以肝为先天。"女性常郁郁寡欢，而致肝气郁滞，久之郁而化火，火入冲任二脉，煎熬经血而成块，滞而不通，不通则痛也。胞宫、胞络与奇经八脉紧密相连，冲任督带又与胞宫、胞络相结合，冲为血海，任主胞胎，督脉主一身之阳，带脉位于腰部（乃肾之府也），与冲、任、督三脉交合，下系胞宫。郁火损伤冲任，致气血运行不畅，冲任不能相资而婚久不孕。《傅青主女科》记载："夫肝属木，其中有火，舒则通畅，郁则不扬。经欲行而肝不应，则抑拂其气而痛生……然泄肝之火，而不解肝之郁，则热之标可去，而热之本未除也，其何能益！方用宣郁通经汤。"药物组成：白芍、当归、牡丹皮、栀子、白芥子、郁金、黄芩、甘草、柴胡、香附。该方既补肝之血，又解肝之郁；既利肝之气，又泻肝之火。方中当归、白芍为主药，养血柔肝；牡丹皮、栀子、黄芩泻肝之郁火；柴胡、香附疏肝解郁；郁金、白芥子化瘀散滞，通气血；甘草调和药性。诸药尽其所能，以达到疏肝泻火、化瘀止痛之疗效。肝火得降，冲任得养，胞宫孕育有度，方能孕子。

四、经验发微

冲、任、督、带素来与妇科孕育子嗣关系密切，内伤久病必延及奇经，妇女体质本多气少血，因事不遂更易怒气攻心，耗伤气血，致气血不足，八脉亏损。冲任受损，则阴血枯涸，脉道失充，血行瘀滞，太冲脉衰，地道不通，月事不得下，故无子也。治疗上当分虚实。实者，必用苦辛和芳香，以通脉络；虚者，必辛甘温补，佐以流行脉络。务在气血调和，病必痊愈。

参考文献

［1］陆智义．通补奇经法治疗无排卵性不孕症106例［J］．河北中医，2000，22（11）：816.

［2］金方．通补奇经方治疗男性弱精子症50例［J］．浙江中医药大学学报，2012，36（4）：405-406.

［3］肖佩，付志红．探讨叶氏通补奇经丸在妇科孕前调理的作用［J］．江西中医药，2019（3）：20-21.

［4］阮露露，徐鑫，付志红．疏肝泻火法治疗痛经性不孕医案一则［J］．西医学与健康研究（电子杂志），2017，1（4）：168.

黄煌治验

一、名中医简介

黄煌，男，教授。1954 年出生于江苏江阴。江苏省名中医，南京中医药大学教授，博士生导师，从医 40 余年来，一直致力于经方的研究和临床应用，并形成了系统的方 – 病 – 人辨证体系。在学术上以经方医学流派的研究为主攻方向，其中尤以经方的方证与药证为研究重点。代表性著作有《黄煌经方使用手册》《方药心悟》《方药传真》《经方 100 首》《张仲景 50 味药证》《中医十大类方》《经方的魅力》《药证与经方》《医案助读》《黄煌经方沙龙系列》《中医临床传统流派》等。

二、辨治心法（经验、要点）

黄煌教授一直致力于经方的研究和临床应用，并形成了系统的方 – 病 – 人辨证体系。方，即经典名方或后世经验方；病，是具有发生发展变化特点的一组让人痛苦甚至是影响生命的证候；人，指人类个体在生命过程中，由遗传性和获得性因素所决定的，表现在体型体貌特征、心理特征、生命指征等方面的相对稳定的特性。病和人共同构成了方证。证即安全有效地使用该方的证据。方 – 病 – 人的辨证体系能够有效提高临床用方的准确性和安全性。常说仲景言"观其脉证，知犯何逆，随证治之"，这是仲景教给我们的宝贵的辨证宗旨，应当牢记在心。是"观"脉证，不是"想"脉证；是随"证"治之，不是随"想"治之。

三、诊疗验案

验案一：黄芩汤加减治不孕

患者女，31 岁。2016 年 9 月 10 日初诊。

诉备孕 1 年未果，实验室检查未见明显异常。末次月经 2016 年 8 月 26 日。近半年来月经量减少。食辛热则唇周痤疮易发。有胚停史。脐温 38℃。其人体型中等，肤白，唇红，面有色斑，头发稀疏。舌红，脉数。西医诊断：不孕。中医诊断：不孕，郁热在内。治以清郁热，调中存阴。方药：黄芩 10g，白芍 20g，生甘草 5g，红枣 20g。15 剂，以水 700mL，煮取 300mL，分 2 次温服，早晚各 1 次。隔日服（吃 1 日停 1 日）。

2016 年 11 月 8 日二诊：家人反馈，已孕 50 日，孕酮 22.46ng/mL。睡眠好，饮食欠佳。处黄连阿胶汤 5 剂。

2017 年 7 月 7 日反馈，2017 年 6 月 21 日顺产一健康男婴，服用上方期间未服用任何其他药物或接受其他治疗。

按语：有研究表明，生殖系统炎症是导致不孕的一个重要因素，而黄芩汤具有良好的抗炎及免疫调节作用。该患者脐温高，提示中下焦可能处于炎性状态。服用黄芩汤后受孕，可能与黄芩汤改善了生殖系统内环境有关。

验案二：温经汤加减治不孕

患者女，30 岁。2012 年 12 月 4 日初诊。

主诉：未采取避孕措施 5 个月未孕。患者婚后 3 年因忙于学业一直避孕，期间未曾受孕，2012 年 5 月后夫妻同居，有正常性生活，未避孕，至今未孕。查妇科彩超无异常，平素月经 35 ～ 40 日一潮，每次经行 7 ～ 8 日净，量偏多，无腰酸腹痛。既往有过敏性鼻炎病史，晨起打喷嚏、流清水鼻涕。患者身高 160cm，体重 60kg，面黧黄。舌略偏红，但舌质略紫黯，苔正常，舌中线有一约 2cm×0.3cm×0.2cm（长、宽、深）裂纹，脉细弦，尺沉。诊断：月经不调。拟麻黄温经汤，方药：生麻黄 6g，当归 10g，吴茱萸 6g，川芎 10g，桂枝 10g，炒白芍 10g，牡丹皮 10g，生姜 3 片（自备），姜半夏 10g，麦冬 20g，党参 10g，炙甘草 6g，阿胶 12g（烊化）。4 剂，水煎服。

二诊（2012 年 12 月 11 日）：经服上方 4 剂，患者言此次月经 30 日至，唯小腹略感坠胀，无腰酸腹痛，经色较前红，自觉怕冷减轻，舌脉同前。继予上方 4 剂。

三诊（2012 年 12 月 15 日）：此次经潮较前色红，量较前少，言晨起打喷嚏、流鼻涕亦好转，舌脉同前。此后患者断续服用此方 1 个月，月经周期第 14 日，月经仍未至，查体：舌裂纹消失。查尿妊娠试验阳性。嘱其停止服中药，注意保胎，后足月产 1 女婴，母女俱健。

按语：患者体中等偏胖、面黄黯、经迟、过敏性鼻炎，提示麻黄体质；面黄黯、经量偏多、行经期长、月经后期、久不受孕、脉沉等，提示温经汤体质。该患者是典型的麻黄温经汤复合体质，故服药 4 剂，当月月经应时而至，且经量较前减少，然冰冻三尺非一日之寒，该患者宫寒难妊，后断续服用该方，以致当月受孕，麻黄温经汤成功助孕。此患者面黄、舌有裂纹，提示有阴血虚的一面，不能单纯用发汗法，麻黄温经汤中麻黄配伍阿胶、麦冬、白芍则无伤阴之弊，如同阳和汤中麻黄配熟地黄。

四、经验发微

黄煌教授认为仲景学说是中医学的精华，而方证相应则又是仲景学说的精华，是重中之重。他倡导方证辨证，认为中医学的辨证方法虽然很多，但不论是六经辨证、病因辨证、卫气营血辨证、三焦辨证，还是后世占主流的脏腑经络辨证，最后还是要落实到具体方药上来。毕竟作为临床医生，面对患者最终开出的还是"方"，把方与证紧密结合，形影不离，研究方证之间内在的有机的必然联系，这是方证辨证研究的任务所在。他认为临床用方要寻必见证，治疗要选必用方，必见证＋必用方＝必效。方证辨证始创于仲景，观仲景方不难发现，方与证相应者服药后每每一剂知、二剂已。经方大师胡希恕曾说过"方证是八纲六经辨证的继续，亦是辨证的尖端"。黄煌教授很推崇这一观点。偏离方证辨证研究仲景学术，则极易流向误区，这是方向所在。

参考文献

［1］田明敏. 黄煌运用黄芩汤治疗妇科疾病的经验［J］. 中华中医药杂志，2019，34（3）：1070-1072.

［2］徐凯，陶方泽. 运用黄煌教授经验方治验3则［J］. 中医药导报，2015，21（21）：79-80.

黄海波治验

一、名中医简介

黄海波（1949— ），男，北京人，教授。全国名老中医药专家传承工作室专家，全国名老中医学术经验继承工作指导老师，内蒙古名中医。黄教授长于妇科，且精于男科，曾任中华中医药学会男科专业委员会副主任委员，临证喜用经方，如以小柴胡汤、温经汤、桂枝茯苓丸、薏苡附子败酱散等加减治疗不孕症，处方精炼，量小药专，轻清灵动。

二、辨治心法（经验、要点）

黄教授认为，不孕症是许多疾病或多种因素造成的一种结果，而非独立性疾病，主张视不同病因而论治，将不孕症诊疗要点概括为"精""卵""管""宫"，即精液质量达标、优势排卵，输卵管、子宫功能正常，则孕育无忧。并提出应全面发展中医生殖科的学术观点，倡导培养中西融合、精于生殖医学的青年后备人才。

黄海波教授主张，在辨证方面应纵观全局，四诊合参，结合西医学诊断，从整体观念辨别正气与邪气的盛衰，紧扣阴阳、寒热、虚实等要点，并注重五行生克理论；以妇女生理、病理特点为基础，以脏腑病变出现之"症"为辨证依据，辨病与辨证相结合，细辨经期、量、色、质，及经期其他兼症，综合分析。详分脏腑气血的不同属性、转化阶段与程度，掌握病证轻重缓急、发展传变及愈后。针对一病多证、一证多因的情况，同病异治，异病同治。论治重在调肝、益肾、和脾胃，运用疏肝解郁安神、益肾固冲、温经祛瘀、健脾化痰的治法，以中医辨证论治为主体，结合西医学微观辨证，形成优势互补、身心同治的黄氏妇科特色。

不孕患者因盼子心切、信心不足等众多情志因素扰动，常表现情志抑郁或急躁易怒、胸胁胀满、善太息、心烦呕逆、纳减、口干苦等临床症状。女子以血为用，为阴柔之体，立法的原则是以"调"为主线，调肝和脾，气血顺畅；调和阴阳，纠正偏颇，使机体恢复平衡状态。黄教授多以小柴胡汤为基础，自拟小柴胡变通饮为主方随证加减，服至月经来潮，则改用温经汤或少腹逐瘀汤温经祛瘀。小柴胡变通饮药物组成：醋柴胡 9g，云苓 12g，桂枝 6g，党参 15g，姜半夏 7g，炒黄芩 5g，山药 10g，陈皮 9g，炙甘草 3g，姜枣为引。

方中柴胡醋炙，疏肝解郁且折其散性；黄芩炒用，防苦寒伤阴。二药合用，使气郁得达，火郁得发，为本方主药。生姜缓半夏之毒，助半夏降逆行气消痰、和胃气；半夏与柴胡为伍，一升一降，加强舒畅气机和胃之功；党参、大枣、茯苓健脾益气和胃；脾为生痰之源，痰湿为不孕症主要病理产物，云苓伍半夏，健脾燥湿化痰，湿化痰去脾旺，则痰湿不生；山药、云苓相伍，补脾而不留湿，利湿而不伤阴，合为平补缓利之剂；少量桂枝温经通脉，与姜、枣同用，调营养血；炙甘草补中缓急。全方寒温并用，攻补兼施，和畅气机。

常用加减如下。

（1）月经后期或闭经者，加全当归 12g，川芎 9g，香附 10g，续断 15g。全当归配川芎补血活血，与香附伍用理气解郁活血，续断补益肝肾；经水日久未行者，酌加桃仁、红花各9g，鸡血藤 15 ～ 30g，活血调经。

（2）月经先期者，加炒白芍 10 ～ 20g，牡丹皮 9g。白芍炒用，缓解寒性，养血平肝；牡丹皮清热凉血。

（3）月经先后无定期，加寿胎丸补肾固冲。

（4）痛经、经量异常，虚证兼瘀者，去黄芩，加四物汤，鸡血藤 15 ～ 30g，香附 10g，疏肝养血，理气活血。经期温经散寒，方用温经汤。

（5）痛经、经量异常，实证兼瘀者，去黄芩，加失笑散，坤草 15g，乌药 6g，经期用少腹逐瘀汤温经祛瘀。

（6）崩漏者，去桂枝，加桑寄生 15g，续断 15g，阿胶珠 20g，艾炭 9g，补肝肾，温经止血。

（7）卵泡发育迟缓，肾精亏虚，加仙茅 9g，淫羊藿 9g，黄精 10g，温肾阳，补肾精；肝肾精血不足，加女贞子 10g，墨旱莲 10g，菟丝子 10g，补益肝肾，促使卵泡发育、成熟；排卵受限，加炮甲珠（代）10 ～ 30g，土鳖虫 9g，沉香 6g，三药合用以温肾行气、活血逐瘀破积，促进卵子排出。

（8）体胖、苔黄腻，加炒栀子 6g，茵陈 6g，佩兰 9g，清热化湿；苔白腻，加苍术 6g，制胆南星 10g，菖蒲 9g，祛湿化痰消脂；痤疮频发，去姜枣、桂枝、党参，改用赤茯苓 10g，黄芩加为 9g，焦栀子 6g，牡丹皮 10g，北沙参 15g，炒郁金 9g，清热活血散郁热。

（9）不寐伴烦躁易怒者，加炒酸枣仁、龙骨、牡蛎安神；纳差者，加广木香、焦三仙（焦山楂、焦麦芽、焦神曲）。

三、诊疗验案

验案一：小柴胡变通饮加减治不孕

薛某，女，30 岁，无业，内蒙古自治区包头市人。2012 年 3 月 21 日初诊。

主诉：婚后 5 年性生活正常，同居未避孕未孕，月经后期 4 年余。

现病史：初潮 13 岁，周期规律，痛经（+）。婚后 8 个月余无诱因出现月经延后 50 余日至 4 个月不等，经量减少，色红无血块，小腹坠痛，伴体重突增 10 多千克，面、背部痤疮明显，经前更甚，带量减少，在当地诊所间断口服中药未效，于包头医学院第一附属医院诊为多囊卵巢综合征。予炔雌醇环丙孕酮片（达英 –35）治疗 6 个月，服药期间月经规律，停药 2 个月后情况如前，患者信心不足，终止治疗。后经朋友介绍来我院治疗。

刻诊：月经延后 3 个月余，精神焦虑，欲哭，重复询问治疗效果，喜太息，不寐多梦，便时干时溏，舌淡胖、边有齿痕，苔薄白，根部稍白腻，脉弦滑。妇科 B 超示子宫内膜 0.6cm，双侧卵巢增大，内可见 10 个以上卵泡样回声，最大 0.8cm。妇检（–），妊试（–）。西医诊断：①原发性不孕症，②多囊卵巢综合征。中医诊断：①月经后期，②不孕。辨证属肝郁脾虚型。治以调和肝脾，理气活血。

处理：黄体酮 20mg，每日 1 次，肌内注射，共 5 日。停药超过 14 日月经未潮，遂来复诊。

发生撤药性出血第 1 日，服小柴胡变通饮去黄芩、龙骨、牡蛎，加鸡血藤 30g，香附 10g，疏肝活血，连服 4 剂；第 2

日测定性激素六项；经净 3 ～ 7 日行子宫输卵管造影；完善男方检查；嘱畅情志。

二诊（2012 年 4 月 7 日）：黄体酮试验（＋），LMP：2012 年 3 月 30 日，经期 4 日，量略多，余症稍有好转。性激素测定：促黄体生成素（LH）9.52IU/L，促卵泡生成激素（FSH）6.68IU/L，雌二醇（E_2）86pg/mL，睾酮（T）0.8ng/mL，孕酮（P）1.1ng/mL；输卵管碘油造影（HSG）示双侧输卵管通畅；男方检查正常。

处理：小柴胡变通饮加全当归 12g，炒白芍 15g，刺五加 15g，紫河车 10g（研），炒远志 9g，每日 1 剂，水煎服。月经周期第 22 日加黄体酮 20mg，每日 1 次，肌内注射，5 日，以调经。经期服初诊方，连续 2 个用药周期，并测定 BBT，月经中期在当地监测排卵，于第 3 个周期第 1 天复诊。

三诊（2012 年 6 月 8 日）：经期第一日，量中，色红，体重减轻 2kg，症状好转，BBT 单相，B 超监测未见成熟卵泡。用小柴胡变通饮加全当归 12g，川芎 9g，仙茅 9g，淫羊藿 9g，黄精 15g，紫河车 10g（研），疏肝活血，温补肾精，每日 1 剂，水煎服。规律夫妻生活，提高质量。

四诊（2012 年 7 月 26 日）：周期 14 日，右侧卵巢卵泡大小 1.2cm×1.3cm，内膜 1.0cm。用小柴胡变通饮加炒白芍 20g，仙茅 9g，淫羊藿 9g，黄精 15g，土鳖虫 9g，沉香 6g，山甲片（代）10g，促排卵，每日 1 剂，水煎服。若下周期未孕，嘱其于第 5 日加来曲唑 2.5mg/d，连服 5 日。

五诊（2012 年 9 月 12 日）：周期 13 日，左侧卵巢卵泡大小 1.7cm×1.6cm，内膜 1.0cm。继用四诊方案，畅情志，规律房事，调整饮食结构，适当身体锻炼，控制体重。2013 年 2

月电话告知已妊娠，嘱其于当地完善孕检。

按语：小柴胡变通饮源于小柴胡汤。本例宗小柴胡汤之旨，首以黄体酮试验明确病位，并排除其他不孕因素，据激素水平，以黄体酮结合中药调经，经后期疏肝活血、温补肾精，配来曲唑促排卵而孕。山甲（代）为黄教授治疗经病、产后乳疾、输卵管不孕的常用药物，可软坚活血、散瘀通络，针对多囊患者存在卵巢多囊性增大、卵巢血供障碍，用之甚宜，但须配温补之品，防其性寒滞血。

验案三：温经汤加减治不孕

李某，女，26岁，教师。2014年11月20日初诊。

婚后2年未孕。经我院检查，男方精液正常，妇科常规妇检也未见异常。患者述14岁月经初潮即轻度痛经，逐年加重。腰背酸楚，乳房作胀，少腹不温，手足畏寒，行经少腹疼痛，痛则剧烈难耐，额头冷汗，甚至不能动作，伴乏力甚，下血量多、色黯有块。每次行经需服止痛剂布洛芬等方能缓解，曾多次医治，时轻时重，未能根除。某院诊断为双子宫；原发性痛经。刻诊：月经将行，畏惧疼痛而求治。诊见舌淡白，苔薄白而润，脉沉细。中医诊断为痛经（阳虚内寒），辨证属冲任虚寒性痛经。治宜温寒补虚，调经止痛。用金匮温经汤加减。方药：川芎10g，白芍10g，当归10g，吴茱萸6g，炙甘草10g，桂枝10g，阿胶10g，牡丹皮10g，党参20g，生姜10g，麦冬20g，姜半夏10g，炮姜6g，香附10g，延胡索10g，藁本9g，鹿角霜10g。服3剂，月经适来，腹部仍痛，但已较轻，可不服用止痛片。继服4剂，月经停止，嘱其每次月经前服此方3剂，行经期服用4剂。

调 3 个月经周期后，女方闭经，出现妊娠反应，妊娠试验呈阳性，次年足月剖宫产一健康女婴。

　　按语：不孕原因较多，有寒、热、虚、实、痰、瘀等不同情况，但以胞宫寒冷、痰凝阻滞临床多见。温经汤具有温经散寒、养血活血、祛瘀消癥的功效，据患者所现脉证选用之。

四、经验发微

不孕症临床表现杂多，黄教授运用小柴胡变通饮治疗不孕症，抓住疾病的本质"肝郁"，只要有"肝郁"病机皆可使用，不一定诸症俱备，即仲景"但见一证便是，不必悉具"，以达到治疗目的。以中医辨证论治为主体，与西医学优势互补，可提高单一中医药或西医治疗临床疗效，针对患者不同个体情况，强调个体化治疗，注重整体调节，恢复输卵管自身蠕动功能，以卵巢功能为本，临床才能取得好的疗效。加强心理疏导，调整饮食结构，适当进行体育运动，身心同治，可获事半功倍之效。治疗妊娠后，应及时、合理孕检，全面了解胎儿孕育状态，详细制订安胎方案，选方用药遵循产前宜凉的原则，心理调护在孕期亦至关重要。

参考文献

［1］张玉珍. 中医妇科学［M］. 北京：中国中医药出版社，2002：320.

［2］黄震洲，张龙梅，荣宝山. 黄海波教授经方辨治"子宫性不孕"经验浅谈［J］. 世界最新医学信息文摘，2018，18（34）：190.

姜建国治验

一、名中医简介

姜建国，男，1953 年 4 月生，汉族，山东荣成人，教授，全国名中医，全国第五批名中医药师承指导专家，全国首批中医学术流派"齐鲁伤寒学派"负责人，全国百名临床名中医培训计划授课专家。师从李克绍、徐国仟教授。1981 年毕业于山东中医学院伤寒专业，硕士。发表研究论文 100 余篇，主编参编《伤寒论》《李克绍医学文集》《中医经典选读》《伤寒论选读》《中医全科医学概论》等著作十余部。擅长运用经方辨治男女不孕不育症及各科疑难杂病。

二、辨治心法（经验、要点）

姜教授认为，虽然厥阴的病证比较复杂，不孕不育证候、治法和方药比较多，但抓住厥阴病阴尽阳生、以肝为主的特点，运用厥阴理法治疗不孕不育可获良效。主要可从以下几方面着手。

1. 运转枢机，降火暖宫　厥阴"枢机"不利，则表里内外的气不相接续。姜教授指出，"这个气，主要是指的阳气"。故临证常见阳气不能达于手足而致厥，这种情况有两种辨证类型：其一，阳气虚衰，无力温煦，即当归四逆汤证。在不孕不育临床中，约一半患者脉沉细，并伴手足冷。故姜教授常用当归、赤芍、白芍、川芎养血通络；桂枝、肉桂、干姜、小茴香、沉香等温阳通经；四君子汤、鹿茸、紫河车粉等益气生血。其二，阳气内郁，难以输布。此型是临证中最具复杂和误导性的证型，也是最体现降火暖宫治法特色的。厥阴内寄相火，疏泄不利，则肝火炽盛，火气上炎，形成上热症状，临证常见平素脾气暴躁的患者，脉象以弦脉居多，心烦易怒，并伴随肝气乘犯脾胃的症状，如胃痛、反酸、嗳气、不思饮食或肠易激性腹泻等，而经期小腹、腰冷痛不明显。往往辨治会走向以上热为重心的误区。姜教授强调，"因为是无形的相火，如果妄用苦寒攻下法，必然更加损伤了下焦的阳气，导致虚寒加重"。所以，运转厥阴枢机，温经通络，打破寒冷冰封局面；降火暖宫，是平衡阳气分布的疗法。

2. 阴中求阳，动静结合　基础体温的变化，提示机体阴阳消长，对用药具有重要的辨证价值。根据临床观察，大部分基础体温高温相失常者，具有阳虚的症状；只有少数基础体温曲线高温相偏前偏高，具有阴虚的症状。这提示"阴中求阳"容易获效。故姜教授几乎每方必用紫石英、鹿角霜、巴戟天、菟丝子、二仙汤（仙灵脾、仙茅）、枸杞子、覆盆子、女贞子等。姜教授善用对药配伍调补阴阳，如二紫汤（紫苏叶、紫菀等）以暖宫补精；二仙汤（仙灵脾、仙茅）以补肾祛寒；巴戟天、菟丝子以温补肾精。姜教授强调补充少阴肾精，固护阳气，用药补而不滞，动静结合，不仅阴中求阳、阳中求阴，还善于血中求阳、气中求阳，如四物汤配伍二仙汤，四君子汤配伍温阳药，皆是阳气有所依，生化有互补，这样留有一分阳气，便留有一份孕育的可能。再如补肾养血药物配伍疏肝健脾药物，如砂仁、苏梗、香附、焦三仙等；寒热相反药物并用，使用舍性取用之法，合理配比，如肉桂与黄连、二仙汤与二至丸。

3. 通经养血，疏肝调心　妇女产育由于血气，血气由于情怀，情怀不畅则冲任不充，冲任不充则胎孕不受，故治疗不孕要重视七情与不孕的关系。姜教授常用醋香附、柴胡、郁金，辛散解郁，疏肝调心，旋转枢机，其中醋香附几乎每方必用。姜教授调经之法以温阳养血、补肾调肝为重点。用药以补虚药、温里药为主。辅以活血逐瘀药、疏肝理气药、祛痰化湿药、凉血降火药等。

4. 立足中医，为我所用 姜教授认为，现代西医检查有助于为中医治疗提供合理参考。中西医结合治疗不孕症是现代合理趋势。但姜教授仍提醒广大患者，治病求本，当调理体质为先，达到受孕条件，推荐自然受孕，人工生殖技术次之。对于输卵管不通或阻塞，以及肿瘤、多囊患者，轻者考虑中药破血消癥疗法，重者以手术治疗或人工受孕为主，中医调理为辅。衷中参西治疗不孕，参考现代生理病理研究，以中医整体性复杂性辨证为指导，辨病与辨证结合的方式达到最佳效果。

5. 未病先防，重视体质 姜教授结合现代女性特点，将不孕患者按虚实病机不同分为肾虚、血少、肝郁、痰瘀四型，临证中分别予以不同的侧重。另外，姜教授重视诊后告知病患药物煎服法、服药宜忌，提示其饮食起居、月经周期调护与排卵期检测及夫妻房事注意事项，安抚不孕女性放松情志，嘱其家人予以体贴，对不孕者给予人文关怀，为其初步制定治疗策略，增加了受孕概率。

三、诊疗验案

验案一：白头翁汤加减治不孕

刘某，女，28 岁。2015 年 8 月 10 日初诊。

婚后两年余，夫妇同居未孕。男方各项检查正常，月经

5～6日/30～40日，量中等，色暗红、有血块。白带量多，色黄有异味。腰痛，左下腹疼痛，按之有包块。急躁易怒，小便赤，舌红苔黄，脉弦紧。妇科检查：左侧附件有包块，盆腔积液，双侧输卵管粘连，通而不畅。辨证属热毒入侵厥阴血分，虚实夹杂，肝血瘀滞。治则为清肝凉血，行气止痛，佐以补肾养血。方药：白头翁12g，秦皮10g，黄柏12g，黄连10g，薏苡仁30g，三棱10g，莪术10g，醋鳖甲10g，生蒲黄10g（包煎），炒五灵脂10g，当归12g，香附12g，丹参30g，赤芍12g，桃仁12g，泽兰30g，炙甘草3g。14剂。

二诊：2015年8月25日。左下腹包块缩小，按之少有压痛，黄带量少，病情基本控制。去白头翁、黄连、黄柏，加紫石英30g，鹿角霜30g，巴戟天15g，菟丝子30g，枸杞子30g，覆盆子30g，桑椹30g。

继服2个月经周期得孕。

按语：不孕症患者患有盆腔炎、附件炎，肝经热毒之象明显，而肾虚、肝郁之象不显者，以清热利湿解毒为先，湿热去再行补肾调肝，事半功倍。或以清热解毒之紫花地丁、败酱草配合行气活血的红藤、丹参、赤芍、川楝子、制乳香、制没药保留灌肠；输卵管不通，证属湿热郁阻者，可行气活血、化瘀散结，加路路通、王不留行、皂角刺；子宫内膜异位症属湿热下注者，可活血理气化痰；免疫性不孕的治疗中加赤芍、防风、蝉蜕、牡丹皮、乌梅、五味子、生地黄、白鲜皮等。据现代研究，这些药物具有良好的抗免疫作用，对患有多囊卵巢综合征、黄素化未破裂卵泡综合征、高泌乳素血症的不孕症患者，均可在辨证基础上配伍应用。白头翁汤由白头翁、黄连、黄柏、秦皮组成，原为张仲景用于治疗热毒深陷血分，便血下利之要方。方中白头翁配秦皮清热解毒、凉血止痢、清肝胆湿热，黄连、黄柏共清上、下焦之热。姜教授取其能清肝凉血的特点，用本方治疗肝经湿热引起的诸热盛下焦、脉络受损之证，均取得满意疗效。

验案二：白头翁汤合四逆散等加减治不育

患者李某，男，27 岁。2015 年 12 月 9 日初诊。

主诉：婚后两年余夫妇同居未孕。女方各项化验均示正常，性生活正常。时感乏力头晕，偶盗汗，行房事后感腰酸，纳眠可。阴囊下坠感，疼痛，时有液体自尿道流出。舌红，苔白厚腻、根部薄黄，脉弦。前列腺液检查：前列腺炎。精液常规化验：精子数为 $20\times10^9/L$，a 级 9.4%，b 级 20.72%，a 级 + b 级 < 50%，60 分钟不液化。辨证属肝经湿热下注，治以五子衍宗丸合白头翁汤加减。方药：车前子 20g（包煎），枸杞子 20g，五味子 10g，菟丝子 20g，覆盆子 10g，桑椹 20g，连翘 10g，生牡蛎 20g，醋鳖甲 10g，知母 10g，黄柏 10g，黄连 9g，秦皮 10g，白头翁 12g，薏苡仁 30g，生甘草 6g。14 剂。

二诊：2015 年 12 月 24 日。自觉阴囊下坠感明显减轻，尿道流出液体明显减少。头晕乏力缓解，纳眠可。大便可，日两次。舌苔薄黄，脉弦。上方去秦皮，加萆薢 30g。30 剂。水煎服，每日 2 次。

三诊：2016 年 1 月 25 日。症平妥。精液常规化验：精子数 $40\times10^9/L$，a 级 25.58%，b 级 30.72%，a 级 +b 级 =56.3%，40 分钟内液化。上方去白头翁、黄连，加淫羊藿 30g。30 剂。

2 个月后其妻妊娠。

按语：姜教授在临床上治疗男性弱精症，从补肾填精、固涩精关入手，擅用五子衍宗丸为底方。下焦肝肾虚热者，加知母、黄柏、地骨皮或二至丸，清泻肾火、滋肾；早泄阳痿者，加二仙汤（仙茅、仙灵脾）、锁阳，提高性功能等；平素情绪抑郁思虑过多者，加四逆散（赤芍、枳实、柴胡）或香附，促进勃起和射精等；精液不液化者，加浙贝母、生牡蛎、夏枯草、连翘、醋鳖甲等，软坚散结，收敛固涩；阴囊潮湿者，加萆薢、黄连、黄柏、秦皮、连翘、白头翁、蒲公英、白花蛇舌草等，清利下焦湿热，凉血解毒。

此案例患者有弱精症，伴随精液不液化、下焦湿热证。治法可采用解毒生精法。故而以五子衍宗丸补肾生精；以白头翁汤清肝胆及下焦之湿热；加连翘、醋鳖甲、生牡蛎、知母、黄柏滋阴清热散结，改善液化时间；薏苡仁等健脾利湿。诸药合用，可使精室湿热邪毒的消退和精液的改善同步达成。

验案三：当归芍药散加减治不孕

吕某，女，32岁。2015年4月27日初诊。

主诉：婚后未避孕，6年未能生产。

现病史：婚前曾药物流产1次，婚后于2010年孕2个月，胚胎停止发育。2013年3月行胚胎移植术失败。现月经周期尚规律，经期3日，经量少，色可，行经时少腹冷胀疼痛，平素腰痛，畏寒，纳可，不寐，二便调。诊见双侧输卵管不通。舌红，苔薄黄腻，脉沉弦，左沉尺弱。中医诊断为不孕，证属宫寒肾虚；西医诊断为不孕症。治以温阳散寒，补肾填精。方药：紫石英30g，小茴香10g，肉桂10g，菟丝子

30g，巴戟天 15g，淫羊藿 30g，仙茅 15g，生地黄、熟地黄各 15g，当归 12g，炒白芍 12g，川芎 10g，醋香附 10g，杜仲 15g，紫河车 10g（冲），枸杞子 30g，女贞子 30g，炙甘草 3g。14 剂，水煎服，每日 1 剂。

二诊（5 月 11 日）：服药后平妥。嘱原方继服。

三诊（8 月 14 日）：当日行受精卵移植手术。术后当日始服孕后固胎方：菟丝子 30g，桑寄生 15g，川续断 15g，阿胶 10g（烊化），生地黄 30g，黄芩 10g，砂仁 10g，炙黄芪 30g，醋香附 10g，炒酸枣仁 30g，炒山药 30g，炙甘草 3g，紫苏叶 10g。5 剂，采用免煎颗粒冲服，每日 1 剂。

服药至孕 3 个月后停药。

按语：中医药治疗可分为术前调理、术后保胎两个阶段。术前以辨证论治为法，务使患者气血充盛，脏腑功能协调，消除可能影响受孕的不利因素；术后当以补肾固胎为主。这一阶段用药宜精简平和，用药时间一般在 3 个月内，若既往有胚胎停育史，当在前次胚胎停育发生月份之后停药。西医学研究发现，宫腔微循环障碍可影响到受精卵着床及胚胎发育，姜教授结合《金匮要略·妇人妊娠病脉证并治》论述，提出痰阻胞络者治以桂枝茯苓丸加减；瘀阻胞络者治以当归芍药散加减，对于胚胎停育确有良效。

此例患者曾经药物流产、胚胎停育，因双侧输卵管不通，符合移植术指征，但初次移植术失败，西医认为原因不明。中医辨证属宫寒肾虚。用方半个月后复诊，示药已对证，守方继服，3 个月后，脉气充盈，诸症改善而行移植术。因之前有胚胎停育史，术后继用安胎方至孕 3 个月。

四、经验发微

姜建国教授从厥阴理法中提炼辨治不孕不育的治疗思路。认为厥阴肝在促进阴阳消长顺接、排卵节律性、经水来复、受孕保胎中起关键的枢转作用，并协调各脏腑、气血、阴阳，发挥其生殖枢机之功。以少阴肾为生殖之源，以胞宫为孕育载体；少阴肾、厥阴肝、胞宫之间在孕育上存在密切的特殊关联性。以厥阴病篇辨治思维为指导，根据女性生理病理特征，从"三调理论"入手，从整体上把握女性阴阳、气血、肝肾的关系；针对不孕症临床症状的复杂性，主要从少阴肾、厥阴肝、胞宫三者之间存在的特殊关联性切入，调整阴阳消长顺接、调节女性生理节律性。

参考文献

［1］李文英. 姜建国以厥阴理法辨治不孕不育症的经验［D］. 济南：山东中医药大学，2017.

金季玲治验

一、名中医简介

金季玲，女，天津中医药大学第一附属医院教授，主任医师，博士研究生导师，第四批全国老中医药专家学术经验继承工作指导老师，天津市名中医。1969 年毕业于陕西中医学院医疗系，1982 年成为南京中医学院（现南京中医药大学）首届研究生，师从中医妇科名家夏桂成、陈丹华教授，从医 40

余载，经验颇丰，精于妇科病尤其是不孕症的治疗。

二、辨治心法（经验、要点）

金季玲教授认为，子宫内膜异位症不孕症发生的根本病机为肾虚血瘀。故治疗应以补肾活血为根本，标本兼治。非经期用药以补肾为主，加入活血化瘀之品，经期则以化瘀止痛为大法。常用基本方，非经期采用加味桂枝茯苓丸（桂枝、茯苓、桃仁、牡丹皮、芍药、三棱、莪术、川楝子、延胡索、丹参、夏枯草、山慈菇）加补肾药；即经后期及经间期以活血化瘀、滋肾养血为主，以加味桂枝茯苓丸加当归、白芍、制何首乌、地黄、枸杞子等滋肾养血之品；排卵后及经前期以活血化瘀、温肾助阳为主，以加味桂枝茯苓丸加淫羊藿、川续断、菟丝子、紫石英、鹿角片等温肾助阳药。经期采用痛经宁（五灵脂、蒲黄、白芷、没药、香附、延胡索、细辛、木香、当归、川芎、吴茱萸等）；在给予患者口服药物的同时，可运用保留灌肠加电离子导入。有阴道后穹隆结节者，以七厘散加黄酒调成糊状，放棉球上贴于结节处，有子宫腺肌病、巧克力囊肿患者，以消癥散（千年健20g，羌活20g，独活20g，五加皮20g，防风20g，血竭20g，红花20g，艾叶20g，当归15g，乳香15g，没药15g，赤芍15g，白芷15g，追地风30g，透骨草30g）热敷于下腹部等多种外治法，内外同治，以期提高疗效。

金季玲教授认为，免疫性不孕的病机既有整体的肝肾阴阳气血的失调，又有局部的瘀血湿热。但整体的阴阳气血失调为其基本要素，阴虚火旺是其发生和发展的主要方面。根据阴虚火旺、瘀血湿热的致病特点，治以滋阴降火、化瘀清利。方药：黄柏 10g，车前子 10g，红藤 15g，重楼（蚤休）20g，薏苡仁 10g，茯苓 15g，丹参 15g，当归 10g，赤芍 10g，白芍 10g，熟地黄 15g，枸杞子 10g，菟丝子 15g，肉苁蓉 15g。同时还应积极治疗女性生殖道炎症，修复破损的黏膜屏障。

金季玲教授强调，药物治疗的同时必须辅以心理疏导。通过向患者提供充足有效的信息，使患者能够正确认识不孕，提高患者治疗的心理承受力，关心、理解、同情患者，多用安慰、鼓励的语言，嘱患者放松身心，放下心理包袱，以积极的心态去面对，并嘱患者转移心理压力，适当加强体育锻炼，多参加户外活动，调整心理状态。

三、诊疗验案

验案一：加味桂枝茯苓丸治不孕

汤某，2006 年 3 月初诊。

B 超发现双侧卵巢巧克力囊肿 1 周。患者 2004 年曾因双侧卵巢巧克力囊肿行双侧卵巢囊肿剔除术。1 周前复查 B 超，再次发现双侧卵巢巧克力囊肿。月经 30 日一行，经期 7 日，经量适中，色黯红，血块多，经行伴下腹胀痛明显。末次月经：2006 年 2 月 20 日。结婚两年未避孕未孕，求子。治拟补肾活血，调周助孕。以加味桂枝茯苓丸为基本方，结合月经周期分别加入滋肾养血、温肾助阳药物，经期单用痛经宁活血化瘀、消癥止痛，同时非经期辅以保留灌肠加电离子导入法。

治疗 4 个月经周期，患者妊娠。

按语：金季玲教授认为子宫内膜异位症的关键是"血瘀"，故活血化瘀法贯穿于本病治疗的始终。经期给予痛经宁活血化瘀、消癥止痛，减轻疼痛症状而治标；非经期则以加味桂枝茯苓丸为基本方，伍以滋肾养血、温肾助阳药，标本兼治。同时辅以保留灌肠加电离子导入法等多渠道，以提高疗效。

验案二：自拟化瘀消癥汤治不孕

张某，女，30岁，已婚。2001年10月20日初诊。

主诉：经行腹痛5年余，结婚4年未孕。

患者5年前出现经行腹痛，逐渐加重，服止痛药不能缓解，月经周期、经量基本正常，B超提示：右侧卵巢巧克力囊肿。3年前行保守手术治疗，术后服孕三烯酮胶囊（内美通）半年，术后仍时有痛经，但较前明显减轻。近1年来痛经又加剧，且平日即感左下腹隐痛，B超检查发现左侧卵巢巧克力囊肿，大小为4.2cm×3.5cm×2.8cm，月经经期：5～7日。周期：25～30日。血量适中，有血块，经期肛门处坠胀感明显，末次月经2001年10月5日，平素畏寒，手足冷感，小腹凉，经期加重。结婚4年，未避孕而未孕，舌暗有瘀斑，脉沉弦。妇科检查：外阴（-），阴道通畅，宫颈有轻度糜烂，宫体后位，正常大小，活动差。左附件区可触及4.0cm×3.0cm×2.0cm大小包块。中医诊断：痛经、癥瘕（寒凝血瘀型），不孕症。西医诊断：子宫内膜异位症（巧克力囊肿），不孕症。因患者正值月经中期，先予化瘀消癥汤加乌药10g，服至经净。同时予化瘀消癥汤的部分药汁保留灌肠，配合药包热熨。

治疗13日后，患者月经来潮，疼痛较前明显减轻。继用上述方法治疗半年后，患者明显好转，经行时腹痛甚微，肛门处坠胀感消失，平素下腹隐痛等症也均好转，B超检查示巧克力囊肿明显缩小。

再治疗半年后，患者因月经过期未潮而来就诊，查尿妊娠试验阳性，遂改保胎治疗。

　　按语：化瘀消癥汤药用桂枝 6g，茯苓 10g，丹参 15g，赤芍、白芍各 10g，三棱 10g，莪术 10g，山慈菇 10g，当归 10g，夏枯草 10g，柴胡 10g，皂角刺 12g，血竭 6g。其中桂枝、茯苓、芍药取桂枝茯苓丸缓消癥块之意；配以山慈菇、夏枯草、皂角刺等散结消癥；三棱、莪术破血逐瘀；当归、丹参、血竭活血散瘀止痛；柴胡疏肝理气，使气行血行，气血通畅则癥块自消；再配合外用、灌肠等诸法，共奏活血化瘀、消癥散结之功。

四、经验发微

金教授在继承中医传统理论基础上，结合自己多年的临床经验，明确提出"肾气—天癸—冲任—胞宫"的月经机制，同时借鉴西医学的神经内分泌理论，将中医"肾气—天癸—冲任—胞宫"的月经机制与西医"下丘脑—垂体—卵巢—子宫"的作用环路相对应，认为月经病的发生是由于"肾气—天癸—冲任—胞宫"环路中的某一环节功能障碍，导致环路运行障碍而发病，其中"肾气"具有举足轻重的作用。肾气受五脏六腑之精而逐渐充盛，则天癸渐至，冲任渐充，则胞宫精血渐充而满溢，月经如期而至；肾之精气在各种致病原因的作用下而耗损耗伤，或肾中阴阳失衡，则天癸不充，冲任虚损或充盈迟滞，胞宫精血匮乏或固摄失职，就会发病。并且根据"肾气—天癸—冲任—胞宫"的月经机制，月经周期不同时期肾的阴阳变化规律，以及西医学女性神经内分泌系统的变化规律，确立了月经病"重肾补肾，补肾为主"的学术思想，辨证分期用药，以调理月经周期紊乱，建立正常月经周期。其中经后期（卵泡期）胞宫满溢，随着月经排出，机体血海空虚，肾虚精亏，治疗当以滋补肾中精血为主，佐以温肾助阳。行经期（排卵期）肾中阳气充盛，气血充盈，天癸渐至，阴精渐充，患者表现为面赤，情绪亢奋，反应灵敏，白带较多而清晰透明，性欲增强，脉滑数而弦。治疗当以调补肾中阴阳为主，佐以活血行气。经前期（黄体期）肾精逐渐充盛，冲任血海渐为满盈，胞宫精血满溢待泄，治疗当温补肾中阳气，佐以滋补肾中精血。月经期（行经期）胞宫精血满溢，气血瘀滞，治疗当活血行气。

参考文献

［1］赵珂，孟凡征，金季玲. 金季玲治疗子宫内膜异位症不孕的临床经验［J］. 辽宁中医杂志，2008，35（1）：26-27.

［2］白艳华. 金季玲教授治疗子宫内膜异位症经验举隅［J］. 天津中医学院学报，2003，22（3）：51-52.

赖荣年治验

一、名中医简介

赖荣年医师，毕业于"中国医药大学"中医系，中国台湾基隆名老中医杨清福弟子。毕业后考取中西医师执照后，即进入中国台北市立阳明医院（现为中国台北市立联合医院阳明院区）妇产科接受训练。在其行医数年后，进入中国台湾大学职业医学及工业卫生研究所进行研究生学习，追随王荣德教授，学习研究方法，分别完成硕士及博士学位，并提出发展中医药实证医学的具体方法，目前在临床及学术上致力于中西医结合治疗以提高疾病治愈率。赖荣年医师主要专注于中药不良反应、中西药交互作用、妇科不孕不育症等的研究。发表学术专业论文 90 余篇，出版《医道堂临床医案实录》《临症经验》《中医临床诊治思维》等专著 8 部。

二、辨治心法（经验、要点）

不孕不育着重在"治气"，强调"治肾水之上源"，主张"经期用药"。《黄帝内经》中记载"风为百病之长"，且因为风邪与人体表接触，易侵犯人体，且终年皆有，四季皆可伤人。赖荣年医师在妇科治疗不孕不育症上除常规的辨证分型治疗用药外，其临床思想深受常凤翔老中医影响。常凤翔老中医在中国台湾行医多年后，发现台湾为海岛型气候，"忽冷忽热，湿度又高，狂饮暴食，食滞久积而变火，火郁血虚而成气滞。易感风寒，久而气运行不畅，血循环不良，脏腑功能失调，不能互应，身体不能维持正常健康，而疾病丛生"。又言"火郁而受风寒郁闭，十之八九气血封闭，甚至数十年身体处于不正常之中"，病因"多为气血郁闭、外感者居多"。受常凤翔老中医启发，赖荣年医师发现现代妇女火郁血虚而致气滞，肇因于外感风寒又久坐冷气房工作、嗜食冰品，且缺乏流汗性运动而使寒邪郁闭于内，因此提出在不孕不育症的治疗上需有"治疗外感残存，风冷客于胞中"的思考，并提出"调治肾水之上源"之辨证用药思维，其思想有别于传统古籍强调的从肝肾用药。明代傅青主所著《傅青主女科》为学习中医妇科必读之重要书籍，将《傅青主女科》方剂与赖荣年医师临床处方加以比较，可发现赖荣年医师临床处方以治"气"为主，五脏之中尤其以"肺气"为主，因为"气为血之帅，血为气之母"；张景岳亦云："血无气不行，血非气不化。"傅青主提出"气乃血之卫，血赖气以固，气虚则血无凭依，无凭依必躁急，躁急必生邪热；血寒则静，血热则动，动则外出而莫能遏，又安得不下流乎""血随气而行止，气安则血安，气动则血动""气旺则血有依而无漏之窍，气血俱旺而和谐，自然归经而各安其所矣，又安有漏泄之患哉"。由此可知，气的盛衰调顺，为治血的重要一环。"少师曰：金生水而水养于金，何也？岐伯曰：肾水非肺金不生，肺金非肾水不润。盖肺居上焦，诸脏腑之火咸来相逼，苟非肾水灌注，则肺金立化矣，所以二经子母最为关切，无时不交相生，亦无时不交相养也。是以补肾者必须益肺，补肺者必须润肾，始既济而成功也。"故主张肺气不足是导致中医妇科疾病及不孕不育的重要原因，而造成肺气不足的原因大致可分为三种。一为外因，外感残存、肺失宣降；二为内因，七情内伤、劳伤过度，耗损肺气；三为不内外因，如西药激素灼伤肾阴，肾水不润肺金。此三者皆令肺金不生肾水。此外，过去医家处方均避免经期用药，以避免过度药物的活血作用而造成经量过多，或因清热药物过多而造成月经量减少。但赖荣年医师强调，经期仍须持续用药，以调整妇女体质，因为前一次月经周期的黄体后期及行经期（即所谓优势卵泡选取期）需为下一个月经周期做好准备，此时用药，目的在于选取优势卵泡，以提高不孕妇女的受孕概率。

三、诊疗验案

验案一：真武汤、小青龙汤等加减治不孕

罗某，女，29 岁。2013 年 11 月 25 日初诊。

主诉：欲孕，$G_0P_0A_0$，月经周期规律，但经来量少、色红、有血块，痛经，皮肤易长痤疮，且长期以来有皮肤湿疹的问题。LMP：11/09，PMP：10/12，易晨起口干，怕冷，易忽冷忽热。眠可，二便可。西医检验数据：无。

追踪回诊用药：首诊日期为 2013 年 11 月 25 日，主诉平日经来量少、色红，伴随经痛、血块多，LMP：11/09，PMP：10/12，易晨起口干，怕冷，易忽冷忽热，长痤疮。眠可，二便可。方药：十味败毒散 3g，真武汤 7g，天花粉 2g。熏蒸。

二诊：2013 年 12 月 2 日。主诉周末吃凉哈密瓜拉肚子。方药：槐花散 7g，延胡索 2g，乌药 1g，枳实 1g，白术 1g。针灸：合谷、关元、三阴交。

三诊：2013 年 12 月 9 日。主诉 LMP：11/19，小水疱，口干。方药：银翘散 3g，辛夷清肺汤 3g，小青龙汤 3g，黄柏 1g，知母 1g，石膏 1g。熏蒸。

四诊：2013 年 12 月 16 日。主诉大便干。方药：清咽利膈汤 3g，辛夷清肺汤 3g，小青龙汤 3g，黄柏 1g，知母 1g，石膏 1g。熏蒸。

五诊：2013 年 12 月 23 日。主诉 LMP：12/18，腹痛三日，量少，有血块，便秘，舌红苔白。方药：越婢加术汤 6g，黄芩汤 3g，鸡内金 1.5g，玄参 1.5g。熏蒸。

六诊：2013 年 12 月 30 日。主诉 LMP：12/17。方药：十味败毒散 3g，真武汤 7g，天花粉 2g。熏蒸。

七诊：2014年2月17日。主诉LMP：1/17，便干，疹痒。方药：黄芩汤3g，龙胆泻肝汤3g，当归饮子3g，石膏1g，十味败毒散3g，真武汤7g，天花粉2g。熏蒸。

八诊：2014年3月3日。主诉LMP：2/25，量少，有血块，第一天腹痛甚，怕冷。方药：十味败毒散3g，真武汤7g，天花粉2g。熏蒸。

九诊：2014年3月10日。主诉便秘。方药：十味败毒散3g，真武汤5g，麻子仁丸2g，天花粉2g。熏蒸。

十诊：2014年3月17日。主诉牙龈水疱，便秘。方药：导赤散3g，龙胆泻肝汤3g，干姜1g，黄芪1g，肉桂1g。熏蒸。

十一诊：2014年3月31日。主诉痔疮，LMP：3/30，经来首日腹痛血块，第二日量少。方药：小续命汤9g，川芎茶调散3g。熏蒸。

十二诊：2014年4月7日。主诉经来第二三日量少，唇干，出痘。方药：辛夷清肺汤3g，散肿溃坚汤3g，葛根芩连汤3g，清燥救肺汤3g。熏蒸。

十三诊：2014年4月28日。主诉排便少，二日一行，手指小水疱。方药：小青龙汤5g，麻子仁丸2g，银翘散2g，黄柏1g，薏苡仁1g，大黄1g。熏蒸。

十四诊：2014年5月5日。主诉LMP：5/3，皮肤起小水疱，痒，大片红疹，眠可，便可。方药：麻子仁丸2g，银翘散2g，辛夷清肺汤3g，苍耳散3g，黄柏1g，薏苡仁1g，大黄1g。熏蒸。

十五诊：2014年5月12日。主诉服药后腹泻，痤疮四日，红疹瘙痒，眠可，便可。方药：导赤散3g，龙胆泻肝汤3g，银翘散3g，越婢加术汤3g，大黄1g。熏蒸。

十六诊：2014 年 5 月 19 日。主诉喉咙肿，牙龈痛两日，手脚皮痒，眠可，便秘。方药：导赤散 3g，银翘散 3g，越婢加术汤 3g，大黄 1g，黄芪 2g，当归 1g。熏蒸。

十七诊：2014 年 5 月 26 日。主诉火气减，喉痛已无，手上水疱痒，多梦，便可。方药：导赤散 3g，小青龙汤 3g，车前子 3g，远志 1.5g，益智仁 1.5g。熏蒸。

2014 年 6 月 9 日，LMP：5/3，今日验孕（＋）。

按语：患者罗小姐为一位 29 岁女性，月经周期规律但经来量少、色红、有血块，痛经，皮肤易长痤疮，且长期以来有皮肤湿疹的问题。此患者乍看之下是属于血热的证型，但其实有皮肤湿疹、易长水疱、肤痒、牙龈长水疱等症状，显示有汗孔开阖不畅，风水郁于肌表，郁而化热的问题，处方以十味败毒散祛风化湿、清热解毒。方中荆芥、防风疏风透表，柴胡、独活、生姜、川芎祛风解表除湿，桔梗、樱皮、生甘草清热解毒，茯苓利水渗湿，以祛散郁于肌表之湿。若症状更为严重时，可加祛风除湿之力更强的越婢加术汤、小青龙汤。但仍不忘病患有经来腹痛、畏寒怕冷之潜在肾阳虚、阴虚有热的体质，因此在高温期给予患者真武汤温肾助阳利水，以及养阴清热的药物如黄柏、知母、石膏、天花粉滋阴降火，并在给予温阳药物后，将郁热发散出，显现热象加重，如痔疮、便秘等症状加剧时，予以龙胆泻肝汤、导赤散以清热除湿，并用辛夷清肺汤、清燥救肺汤等养肺肾之阴，使金水相生，终于在中药调理约半年后使患者顺利怀孕。追访 40 周，自然活产 3.3kg 女婴。

验案二：真武汤加减治不孕

陈某，女，43岁。2013年8月17日初诊。

主诉：结婚两年欲怀孕，$G_0P_0A_0$。月经量少，经来时腹闷痛，无腰痛，无胸部胀，平时眠可，饮食纳佳，无胃胀气，二便正常，于7月28日做过试管婴儿，且西医检查皆为正常。LMP：8/17，PMP：7/15。西医检验数据：无。

追踪回诊用药：首诊2013年8月17日。主诉欲孕，肩颈僵硬，怕热、怕冷，无胃胀气，无打嗝。方药：真武汤9g，阿胶3g，生脉饮。熏蒸，鸡精。

二诊：8月24日。主诉不孕症。二便可、眠可，舌尖有点刺。方药：真武汤9g，阿胶3g。熏蒸+针灸，鸡精。

三诊：8月27日。主诉不孕症。方药：熏蒸+针灸。8月31日。主诉不孕症。鸡精、熏蒸。

四诊：9月14日。近日下腹闷、晚睡、排便不顺畅，预计下个月做试管婴儿。方药：真武汤9g，阿胶3g。鸡精。

五诊：10月19日。主诉LMP：10/14。月经量有增加，疲倦，工作忙碌。方药：真武汤6g，阿胶3g，玄参2g，鸡内金1g。鸡精。

六诊：10月26日。主诉LMP：10/14。月经量有增加。方药：真武汤6g，阿胶3g，玄参2g，鸡内金1g。鸡精。

七诊：2014年3月22日。怀孕4个月。LMP：2013年11月16日。后足月剖宫活产女婴。

按语：此案试管婴儿术（IVF）失败后，由中医疗法介入，以真武汤为主方加单味阿胶、玄参一组配方，改善了患者月经量由少变多，接着就怀孕了。前一次周期的黄体后期及行经期（即所谓优势卵泡选取期）需为下一个月经周期做好准备。此医案于临床诊断为里寒停饮，故于行经期重用真武汤为此医案的重点。不到 3 个月的调理，使得试管婴儿术失败的高龄不孕症妇女顺利受孕。

附：鸡精食疗。距今 200 多年前的清代著名医学家徐灵胎所著的《神农本草经百种录》特别记载了鸡的药用特性，认为鸡于十二地支属酉，身轻能飞，其声嘹亮，于五音属商，乃得金气之清者也。从五脏之气而言，木能疏土，金能疏木，鸡属金，故能疏达肝气，是调补肝血、补脾养血的上品药。在其他古籍中也指出，鸡有补气益精、补肾清虚热、强筋骨、活血脉、调月经、止白带的功效。因此在不孕症的治疗上，除了少数具有免疫问题、急性化脓性骨盆腔炎、腥臭味白带、子宫内膜异位症等实热或血热的个案不宜补之外，大凡不孕妇女有耗气、伤神、精不足、卵巢功能不足或早期衰竭、反复不愈的带下等，气郁型、虚冷型、虚热型体质的妇女皆可食用。

验案三：小建中汤、猪苓汤等加减治不孕

王某，女，34 岁。2011 年 3 月 28 日初诊。

主诉：欲孕，$G_0P_0A_0$。有地中海型贫血、缺铁性贫血病史。平日怕冷也怕热，胃胀气及泛酸，便不畅，双眼有黑眼圈，平日须躺 30 分钟后才能入眠。月经周期 28 日，LMP：3/18，PMP：2/19。经前乳胀、头晕头痛、水肿、腰酸、长痤疮，第一日会腹泻；经来腹闷、量多色红，惟 LMP 颜色较深、有血块。舌红，苔薄白，脉沉。西医检验数据：无。

追踪回诊用药：首诊 2011 年 3 月 28 日。主诉平日须躺 30 分钟后才能入眠，舌红，苔薄白，脉沉。平素纳可，但有胀气及泛酸的情形。大便一二日一行，平常怕冷也怕热。

LMP：3/18。方药：白芍 2g，旋覆代赭汤 3g，归脾汤 5g，枳实 2g，黄芩 1g。

二诊：4 月 11 日。主诉眠可，舌红，苔薄，脉沉。方药：白芍 2g，旋覆代赭汤 3g，归脾汤 5g，清心莲子饮 2g，黄芩 1g。

三诊：4 月 18 日。主诉 LMP：4/12。经来长痤疮，脚肿，生理痛，眠可。方药：桂枝茯苓丸 7g，清心莲子饮 3g，厚朴 1g，蒲公英 1g，延胡索 1g，香附 1g。

四诊：4 月 25 日。主诉排便不顺。方药：小建中汤 7g，龙胆泻肝汤 3g，香附 1g，厚朴 1g，蒲公英 1g，延胡索 1g，大黄 1g。

五诊：5 月 2 日。主诉眠可、排便可。方药：小建中汤 7g，龙胆泻肝汤 3g，香附 1g，厚朴 1g，蒲公英 1g，延胡索 1g，大黄 1g，鸡精。

六诊：5 月 9 日～5 月 16 日。主诉 LMP：5/7。脚水肿、腰痛。方药：少腹逐瘀汤 6g，小建中汤 3g，猪苓汤 3g。鸡精。

七诊：5 月 23 日。主诉生理期前两日会乳胀。方药：少腹逐瘀汤 6g，小建中汤 3g，猪苓汤 3g，蒲公英 1g，厚朴 1g，生脉饮。

八诊：5 月 30 日。主诉腰痛改善、眠可，生理期前两日会乳胀。方药：少腹逐瘀汤 6g，小建中汤 3g，龙胆泻肝汤 3g，蒲公英 1g，厚朴 1g，生脉饮。

九诊：6 月 13 日。主诉 LMP：6/2～6/8，结束后一两日腹闷，分泌物色黄，不会痒，有异味，眠可，排便可。高温期 13 日。方药：白芍 3g，少腹逐瘀汤 6g，龙胆泻肝汤 3g，蒲公英 1g，厚朴 1g。

十诊：6月27日。主诉感冒、失声、咳嗽。方药：散肿溃坚汤3g，铁笛丸3g，清燥救肺汤3g，玄参1g，桔梗1g，黄连1g。

十一诊：7月4日。UCG（＋）、AP 5周。2012年38周剖宫产，男婴，3420g。

　　按语：此个案因本身的贫血问题，导致气血在相对不足的情况下，以小建中汤温中补虚。所谓"建中"，即强化体内各种体内活动功能之谓，用于脾胃虚与中寒而荣卫不和。本方即桂枝汤倍加芍药再加饴糖而成。方中倍加芍药以养正祛邪，佐以滋养强壮兼有缓和作用的饴糖，为之温中补虚，并收和里缓急之效。同时以龙胆泻肝汤泻其体内瘀热，风热内蕴会产生痤疮、脚肿的湿热问题。香附、厚朴行气中带缓，蒲公英清热解毒，延胡索止痛。而后排便已正常。月经周期来时伴随脚水肿、腰痛，乃气滞血瘀，虚而血行不畅，导致津液滞留，在月经期使用少腹逐瘀汤，专于活血祛瘀、温中散寒，取代龙胆泻肝汤的苦寒大泻，辅以猪苓汤的利水渗湿、清热养阴。猪苓汤特别适用于水热互结的小便不利。方中猪苓、茯苓入肾、膀胱二经；猪苓甘淡微苦，苦能下降直达少阴，甘能渗利水湿；茯苓淡渗利湿，健脾以制水湿之源；泽泻利水泄热；滑石甘寒而滑，清热通淋；阿胶滋阴润燥且能止血。诸药合用，清热养阴与利水并用，利水而不伤阴，滋阴而不敛邪，使水气去、邪热清、阴液复，诸症自除。患者在月经周期前都有明显的乳胀，甚则湿热下注，导致分泌物发黄，此时除了以少腹逐瘀汤行血中气滞外，还以龙胆泻肝汤泄其湿热，其用药补中有泻，泻中不伤阴。患者在下一次的回诊中感冒，表现出咳嗽、失声，遂以散肿溃坚汤、铁笛丸顺势宣散体内蕴蓄的风湿热邪，并以清燥救肺汤治水之上源，达到阴足，因而在这个周期顺利怀孕。38周后剖宫产子。

验案四：葛根芩连汤、麻子仁丸等加减治不孕

陈某，女，32岁。2011年5月24日初诊。

主诉：结婚3年，$G_0P_0A_0$，欲孕。PMP：2/5，3/7，4/4，周期28～40日。LMP：5/14，经量第二日较多，色暗红，偶有血块。眠可，纳可，二便可。四肢冰冷，怕冷热。舌淡红，苔薄白，津可。西医检验数据：无。

追踪回诊用药：首诊2011年9月10日。主诉LMP：9/10。经过4个月的调理，月经来时已无经痛现象。方药：葛根芩连汤3g，麻子仁丸2g，阿胶3g，乌药1g，麻黄1g，大黄1g。

二诊：9月17日。主诉眠可，便秘。方药：真武汤3g，麻子仁丸2g，阿胶3g，乌药1g，麻黄1g，大黄1g。熏蒸＋针灸。

三诊：9月24日。主诉鼻塞，喉痒，咳嗽，便秘。方药：黄连解毒汤1g，清燥救肺汤5g，麻黄汤2g，银翘散2g，桔梗1g，甘草1g，大黄1g。熏蒸＋针灸。

四诊：10月1日。主诉有胀气，骨松。方药：葛根芩连汤3g，麻子仁丸2g，阿胶3g，乌药1g，麻黄1g，大黄1g。熏蒸＋针灸。

五诊：10月8日。主诉吃完药后改善很多，便可。近日头晕，眠差。方药：葛根芩连汤3g，麻子仁丸2g，阿胶3g，乌药1g，麻黄1g。熏蒸＋针灸。

六诊：10月20日，怀孕。

　　按语：陈某，32 岁女性，结婚 3 年未怀孕，月经周期 28 ～ 40 日，第二日经量较多，色暗红，偶有血块。两年前曾经出车祸，导致胸部有旧伤，就诊于中医处。5 月 30 日又开始疼痛，且胸痛彻背，眠差，近 2 个星期睡眠多梦，甚至需要服用抗忧郁药物才能睡觉，因此给予柴胡加龙骨牡蛎汤。柴胡加龙骨牡蛎汤出自《伤寒论》，"伤寒误下后，胸满、烦惊、谵语，一身尽重，不能转侧，或小便不利者"。针对胸满、烦惊不眠者，此方属于和解少阳、镇静安神之剂。处方中柴胡、桂枝、黄芩和里解外，以治寒热往来身重；龙骨、牡蛎重镇安神，以治烦躁惊狂；半夏、生姜和胃降逆，大黄泄里热；茯苓安心神、利小便，大枣、人参益气养营、扶正祛邪。共成和解清热、镇惊安神之剂。又因病患四肢冰冷，属于肾阳不足证型，给予艾灸气海、关元、子宫及蒸熏腹部，以增加子宫附近血液循环，并有温肾助阳的效果。患者陆续出现因风热外感而有感冒喉咙失音、咽干等症状，给予铁笛丸、定喘汤、清燥救肺汤宣肺清热，后期陆续调理至患者月经周期由原先 28 ～ 40 日变为 30 日一行，周期规律，顺利于 10 月份，也就是中医调理半年过后怀孕。追访自然活产男婴。

验案五：葛根芩连汤、酸枣仁汤、半夏泻心汤等加减治不孕

　　陈某，女，34 岁。2011 年 12 月 28 日初诊。

　　主诉：欲孕 2 年半。曾于 1996 年 6 月因胃基质瘤接受部分胃切除。术后常有便溏、腹痛。LMP：12/28。平日经来腹痛，乳胀明显，高温期短，不易入睡。舌红，苔白，脉沉。西医检

验数据：无。方药：小续命汤 3g，葛根芩连汤 3g，酸枣仁汤 3g，天王补心丹 3g，芡实 1g，女贞子 1g。

二诊：2012 年 1 月 4 日。主诉排便顺畅，睡眠改善。方药：小续命汤 3g，葛根芩连汤 3g，酸枣仁汤 3g，天王补心丹 3g，芡实 1g，女贞子 1g。

三诊：2012 年 1 月 11 日～2 月 1 日。主诉压力大，不易入眠加重。方药：半夏泻心汤 2g，龙胆泻肝汤 2g，黄柏 2g，牡丹皮 1g，阿胶 1g，何首乌 3g，女贞子 1g。

三诊：2 月 8 日～3 月 7 日。主诉醒后不易入睡未改善，头晕，心悸，便微稀溏。方药：小续命汤 3g，葛根芩连汤 3g，酸枣仁汤 3g，天王补心丹 3g，生脉饮。

四诊：5 月 9 日～5 月 16 日。主诉 LMP：4/24，高温期短，周期不规则。头晕，易排气。方药：酸枣仁汤 3g，天王补心丹 3g，旋覆代赭汤 3g，黄芩 1g，牡蛎 1g，连翘 1g，生脉饮。

五诊：7 月 11 日。主诉服黄体素。头晕，易排气，眠可，便可。方药：龙胆泻肝汤 3g，清燥救肺汤 3g，旋覆代赭汤 3g，黄芩 1g，牡蛎 1g，连翘 1g，生脉饮。

于 2013 年 5 月 23 日，39 周，剖宫生产一男婴，体重 3520g。

按语：病患陈某为一 34 岁女性，过去无生产记录，准备怀孕两年半未果，平日月经周期不规则，容易经来腹痛，经前乳胀明显，高温期短。此患者最明显的困扰是睡眠的问题，容易因为压力大导致无法入眠，或是醒后不易再入睡，长期失眠容易致肝血亏虚，因此经来量少。处方先给予酸枣仁汤、天王补心丹等改善患者睡眠症状。酸枣仁汤出自《金匮要略·血痹虚劳病脉证并治》，"虚劳虚烦不得眠，酸枣仁汤主之"，用以治疗肝血不足，阴虚内热所致失眠。方中酸枣仁补肝益血、养心宁神。肝血不足，其条达之性不遂，故以川芎疏达肝气，知母清热养阴以除烦，茯苓宁心神而健脾，以上诸药共奏养血安神、清热除烦之功。天王补心丹则是主治心肾阴亏血少，虚火内动（心肾不交）之证。此患者失眠后易有头晕、心悸等心血亏虚之证，给予天王补心丹，方中生地黄滋阴清热安神，玄参、天冬、麦冬滋阴并助生地黄滋阴清热，丹参、当归养血安神，人参、茯苓益气安神，柏子仁、远志、五味子、酸枣仁养心宁心安神，其中又不乏有养血之生地黄、当归、丹参等，合以酸枣仁汤中川芎，后期更酌予何首乌、阿胶、女贞子以填养患者肾阴，增加滤泡期子宫内膜厚度。另患者有高温期不足的症状，更在排卵期后给予患者黄体素以维持体温，并给予中药小续命汤，方中有参、附、麻、桂等补阳辛温药物，针对正气内虚，温肾助阳。患者曾接受过胃切除手术，容易腹泻、腹痛，小续命汤方中亦有桂、芍、姜、草调和营卫，固护胃气。以中西医结合方式共同调理治疗 8 个月之后怀孕，并于来年产下一子。

验案六：麻杏甘石汤等加减治不孕

林某，女，43 岁，音乐老师。2013 年 9 月 2 日初诊。

主诉：结婚 12 年，欲怀孕生子，8 次试管婴儿未成功。体型中等，身高 163cm，体重 61kg，BMI：22.9。易遭蚊咬，易皮肤痒，夜间身热汗出。睡眠 7～8 小时，但易醒。平素喉中有痰。月经周期规则，LMP：2013/8/25，PMP：2013/7/26，

I/D：（30～35）/7，伴随些许血块，痛经，头痛，痤疮，口干；无乳胀，白带。$G_2P_0A_2$。曾于四个医学中心妇产科就诊，期间做过一次人工授精未成功，8次试管婴儿疗程皆授精成功，只有2次试管疗程着床成功，但分别于5周及8周时小产。舌淡红，苔薄白。妇产科超声检查有子宫肌瘤5颗（2～6cm），没有经过任何治疗，子宫输卵管摄影正常。子宫内膜异位症没有经过任何治疗。

西医检验数据：2013年6月25日（病患正于黄体期），FSH：9.6mIU/mL（正常值滤泡期3～12mIU/mL，排卵期6～25mIU/mL，黄体期2～12mIU/mL）；LH：6.3mIU/mL（正常值：滤泡期2.3～9.4mIU/mL，排卵期10.6～44mIU/mL，黄体期0.5～17.4mIU/mL）；AMH：1.38ng/mL。丈夫精子活动力稍低。

追踪回诊用药：首诊2013年9月16日。主诉白天易疲倦，喉易有痰。方药：辛夷清肺汤3g，麻杏甘石汤3g，石膏2g，鸡内金2g，地骨皮2g。

二诊：9月23日。感冒咳嗽、喉痛、声哑。方药：辛夷清肺汤3g，铁笛丸7g，甘草1g，桔梗1g。

三诊：9月30日。感冒症状已愈，LMP：9/29。方药：辛夷清肺汤3g，玄参3g，石膏2g，鸡内金2g，地骨皮2g。

四诊：10月7日。进入试管疗程，打排卵针，胃酸。方药：清燥救肺汤4g，玄参2g，黄柏2g，知母2g，枳壳1g，白及1g。

五诊：10月14日。续打排卵针，胃酸改善。方药：清燥救肺汤4g，玄参2g，黄柏2g，黄芩1g，枳壳1g，白及1g。

六诊：10月21日。植入三颗卵。方药：清燥救肺汤3g，玄参 2g，黄柏 2g，黄芩 1g，枳壳 1g，白及 1g，甘露饮 2g。

　　七诊：10 月 28 日。效不更方。方药：清燥救肺汤 3g，玄参 2g，黄柏 2g，黄芩 1g，枳壳 1g，白及 1g，甘露饮 2g。

　　11 月 4 日，诉已受孕。

　　　按语：此病例为应用"治肾水之上源"治则治疗成功案例。本案患者患有子宫肌瘤，卵巢储量不足，8 次试管疗程失败，两次流产，43 岁高龄，特别是就诊时主诉平素喉咙易有痰之异物感，代表她有风邪残存造成的慢性咽炎或慢性鼻炎下鼻甲肥厚的鼻涕倒流，且每逢经期便会出现头痛、口干、痤疮等风热邪气残留于肺脏的症状。此外，风热郁闭于内，侵袭机体，伤及血分，导致血热，产生易遭蚊咬、皮肤痒等症状，也伤及阴分，产生夜间身热汗出的阴虚兼症。在 8 次试管婴儿疗程中使用了大量的刺激排卵的药物，而刺激排卵的药物其实是强迫其肾阳活化，使卵巢排出比正常妇女在一般周期更多的卵，其药理学的表现则是使血液浓稠度上升、子宫内膜变薄等，消耗阴质。此刺激排卵的药物无疑加重了原本风热郁闭的血热体质，所以刺激排卵的药物本质是泄肾之精，而且在卵巢储量不足的情况下，乏水而郁火炽旺，再以烁精，则肾愈虚，最终肾精空乏，无力以济，表现出 8 次试管婴儿疗程失败的结果，无法受孕，即便是偶尔受孕，也很容易如本病例一样数次流产，故治疗策略从导致郁闭而致血热的"外感残存"这个源头切入。在进入试管婴儿疗程的前一个月经周期，处方先以辛夷清肺汤、麻杏甘石汤、玄参、石膏、鸡内金、地骨皮切入。辛夷清肺汤出自明·陈实功的《外科正宗》，适用于风热郁滞肺经，致生鼻痔、鼻内息肉，闭塞鼻孔，气不宣通者。方中黄芩、栀子、石膏、知母皆能清肺胃之热；辛夷、升麻、枇杷叶宣肺疏气、清通鼻窍；百合、麦冬养阴清肺生津。可谓是一首清解兼凉补的方剂。麻杏甘石汤是治风邪犯肺，郁而化热的方剂，方中石膏分量为麻黄之两倍余，借以监制麻黄辛温之性，杏仁宣降肺气；重用玄参，因为苦甘咸寒而质润，能清热凉血、养阴润燥、泻火解毒，又可防止产生热入血室的精神病证，搭配鸡内金健脾消食、地骨皮清肺中伏火，除骨蒸虚热有汗。经过十四日的治疗后，肺中伏火宣发，表现出典型的风热咳嗽、声音沙哑、喉咙吞咽疼痛等症状，此时依势利导而重用铁笛丸。铁笛丸中连翘清热解毒、疏散风热，与薄荷相伍，以增清热透表之功；桔梗既升且降，善于宣肺，与甘草同用，可清热消炎、开音利咽；诃子酸苦，敛肺止咳，下气降火，与前药合用，一散一收，开阖相伍，相辅相成；砂仁芳香开窍，以助开音；大黄苦寒泻火解毒，引火下行；川芎疏风散寒止痛。诸药共奏清肺开音之功效。此七日的治疗有升有降、有散有收，又引三焦火热下行，而使原郁闭血热得以清解，且铁笛丸亦兼治阴虚劳热，因此非常合适此已阴虚有热的不孕妇女。清燥救肺汤是适用于温燥伤肺、气阴两伤的方剂。《素问·至真要大论》云："诸气膹郁，皆属于肺。"肺气不降，故胸膈满闷。治宜清燥热、养气阴，以清金保肺立法。方中重用桑叶，其质轻性寒，可清透肺中燥热之邪，为君药。温燥犯肺，温者属热宜清，燥胜则干宜润，故用石膏辛甘而寒，清泻肺热；麦冬甘寒，养阴润肺，共为臣药。与前述的辛夷清肺汤、麻杏甘石汤最大的不同，在于如《难经·十四难》"损其肺者益其气"所述，而胃土又为肺金之母，故清燥救肺汤用甘草培土生金，人参益胃津、养肺气；又此卵巢储量不足，且因血热伤阴，加麻仁、阿胶养阴润肺，肺得滋润，尤其合拍；《素问·脏气法时论》说："肺苦气上逆，急食苦以泄之。"故用杏仁、枇杷叶之苦，降泄肺气为佐药。黄柏苦、寒，归肾、膀胱、大肠经，清热燥湿，泻火解毒，退热除蒸，用于阴虚发热，长于清相火、退虚热。知母苦、甘、寒，归肺、胃、肾经，清热泻火，滋阴润燥，能滋肾阴、润肾燥而退骨蒸，故有滋阴降火之功，用于阴虚火旺、骨蒸潮热、盗汗、心烦等症。在病患已开始进入试管婴儿疗程时，接受强迫肾阳活化刺激排卵的药物，该药物对于卵巢储量不足的高龄不孕妇女，本质上是加重泄肾之精的负担，且容易同时加重病患原本肺热闭郁的血热体质。因此一方面用润肺补气、滋阴生水的清燥救肺汤，一方面在病患使用排卵针后加入黄柏、知母同用，更可滋肾水、降虚火，防止郁火炽旺烁精，终致肾精亏乏。年龄常是试管婴儿疗法失败的主因，即便是表面上月经周期规则、抽血检验各项包括卵巢功能都正常的情形下，40岁女性能自然受孕之概率约下降到相较于25岁时概率的20%，而40岁以上女性进行试管婴儿疗法的活产率也只有8.4%。本病案为43岁女性，前8次IVF皆以失败告终，于第9次IVF的疗程，病患决定采取中西医整合疗法，在中医调理1个月后，进入IVF的疗程时亦并用中医药疗法，得以在第9次疗程成功受孕。在中医学的五脏分类中，生殖系统归属于肾，因此肾气、肾精不足成为生殖系统功能老化、影响受孕时机最主要的病理机转，故治疗通常以补肾为基准的用药原则，选用如《景岳全书》的泰山磐石散、毓麟珠等方剂，以补益气血，温养肝肾，强固冲任，调经助孕。但当生殖系统老化而进入试管婴儿疗程，以强迫催出更多卵时，由于过去古籍记载的对于高龄不孕妇女的疗法没有特别针对如此背景条件之论述，是否仍采取相同的治疗策略，其实是有讨论空间的。此病案高龄不孕妇女在试管婴儿疗程强迫催出更多卵的情况下，用金生水的"治水之上源"为主的治疗策略，以结果而言，中西药并用，非但没有不利于受孕的交互作用，反而使患者在该次 IVF 疗程中怀孕。金生水的"治水之上源"为主的治疗策略，乃基于三因外感及五行生克理论所衍生的运用，从五行生克观点来看，肺与肾息息相关，肺为气之主，肾为气之根；肺为水之上源，肾主持水液代谢；肺属金，肾属水，金能生水，水能润金，肺肾阴液互资。由于肺肾阴液，金水相生，故肺阴亏损，久必下及肾阴，导致肾阴亏虚。本病案由于年龄老化，也表现出卵巢储量不足的肾阴亏虚之象，因此按照补金生水的理念，使用辛夷清肺汤、清燥救肺汤滋水之上源，合并补阴降火，以达到金水相生的目的，调整病患体质，并使其成功怀孕生子。本病例为高龄不孕症且使用多次试管疗程，在接受中药治疗后得以在试管疗程中成功受孕，临床上考虑治疗不孕症患者除了传统的补肾疗法外，也可考虑病患是否有外邪闭郁的情形而从肺论治。故认为，以中药治疗搭配西医的试管婴儿疗法是中西医整合治疗不孕症的一个方向。

四、经验发微

赖荣年医师的妇科学术思想主要体现在以下几个方面。

1. 熟习中西医典籍，在中医方面尤其注重《内经》《难经》《中医妇科学》《傅青主女科》《景岳全书》《医宗金鉴》等书。

2. 中西医结合的现代化研究。赖医师具有妇产科医师背景，是中国台湾第一位可同时运用西医妇产科及中医治疗患者的医师。他将中西医现代化研究巧妙结合，并赋予新的诠释，形成融通进步的医学观点，依中医五脏五行理论判断西药的属性，重新思考西医药物在中医治疗中所扮演的角色。如在不孕症西医治疗过程中，常使用促排卵药物，其特性在中医观点看来相当于促进肝阳药、激发肾阳药，因此造成卵巢过度刺激，在中医临床处方则应以清热为主，抑制体内的"阳旺"，才能使患者达到中和的体质。

3. 注重对外感的治疗，强调"风为百病之长"的重要性。赖荣年医师主张，一个好的妇科医师要善治"气"，更要善于治"外感"，而这两者其实都与中医的"肺"系相关，因为在中医五行生克中，肺为肾母，母病及子，又易变生与肾精、肾水相关的妇科诸疾，因此善治妇科诸疾者应治其气，勿使气有所壅闭滞底，则体养精生。肺与肾息息相关，肺为气之主，肾为气之根；肺为水之上源，肾主持水液代谢；肺属金，肾属水，金能生水，水能润金，肺肾阴液互滋。由于肺肾阴液，金水相生，故肺气内郁，久必下及肾阴，导致肾阴亏虚。

4. 提出"调治肾水之上源"的辨证用药思维。由于赖荣年医师身处的中国台湾气候为海岛型，湿度高，忽冷忽热，易感风寒。加上病患暴饮暴食，食滞久积而变火，火郁血虚而成气滞，久而气运行不畅，血循环不良，脏腑功能失调，导致疾病丛生。现代妇女火郁血虚而致气滞，肇因于外感风寒，又久坐冷气房工作、嗜食冰品，且缺乏流汗性运动而郁闭于内，且"风为百病之长"，风邪与人体表接触，易侵犯人体，且终年皆有，四季皆可伤人，因此在不孕不育症的治疗上需有"治疗外感残存，风冷客于胞中"的思考，进一步提出"调治肾水之上源"的辨证用药思维。

5. 过去医家常避免经期用药，以避免药物的过度活血作用造成经量过多，或因清热药物过多而造成月经量减少，但赖荣年医师强调，经期仍须持续用药，调整妇女体质，以选取优势卵泡，提高不孕妇女的受孕概率。

参考文献

[1] 潘珮兰. 台湾妇科名医赖荣年治疗不孕不育症学术思想和经验整理 [D]. 广州：广州中医药大学，2018.

连建伟治验

一、名中医简介

连建伟（1951—），男，教授，主任医师，博士生导师，第三批和第四批全国老中医药专家学术经验继承工作指导老师，曾拜师著名中医学家岳美中、王绵之门下，精研《伤寒论》和《金匮要略》40余载，精通于舌象脉理，临证善用经方化裁，亦通晓时方，灵活运用，其治疗女性不孕，辨证细微，颇有见地。强调欲知其病，先审其因，寒者宜温，热者宜凉，虚者宜补，塞者宜通。疗效显著。

二、辨治心法（经验、要点）

连建伟教授认为，月经不调之女子，鲜有能受孕怀子者。故对不孕症的治疗，着重于调经。冲为血海，任主胞胎，而冲脉上隶于阳明，下属少阴。肝主藏血，与任脉交会于曲骨，故调理冲任与补肾、调肝、健脾三法密切相关。而痰湿、瘀血阻滞胞宫，皆令妇人难以摄精成孕，故活血祛瘀、涤痰利湿亦为治疗不孕症不可忽视的法则。

1. 燮理阴阳，益肾养胞 妇人怀孕当以肾气盛、天癸至、冲任通盛为先决条件。肾主藏精，五脏六腑之精皆下注藏于此。精可化血，肾精充足，则冲任胞宫得以濡养，血海会依时满盈，经水调畅，如期而行，易受孕有子。故发于先天虚损不孕之患，临证辨治，应以益肾为要，处方遣药须根据阴阳互根、阴阳相长之理，应分清阴阳主次配伍，才能滋而不腻，温而不燥，切忌一味阴柔滋腻，或纯用辛热温燥之品以求速效。肾中阳气不足，命门火衰，致宫寒不孕者，治当温肾暖宫，常选用金匮肾气丸或右归丸，加仙茅、淫羊藿、艾叶等。肾中阴精亏损，虚热煎灼，致阴竭无嗣者，治以滋肾养血育阴，选用六味地黄丸或景岳左归丸加地骨皮、女贞子、墨旱莲等。肾阴阳俱损而无子者，为病久阴损及阳，或阳损及阴所致，治疗则当阴阳双补，但要根据阴阳之偏虚孰轻孰重，辨治有所侧重。

2. 柔肝达木，调畅气血 女子以肝为先天，以血为本，以气为用。若盼子心切，思虑过度，或烦躁易怒，常致肝气不舒，气血不畅，月经失调，则难摄精成孕。治宜疏肝解郁、行气养血活血，常用逍遥散加减，每多建功。气滞甚者，可酌加广郁金、制香附、合欢花（或皮）、青陈皮、佛手片；瘀血甚者，可酌加丹参、炮山甲（代）；肝郁化火，则可用丹栀逍遥散增损，或合用黑逍遥散。连建伟教授认为，女子常"有余于气，不足于血"，故调肝不可过用升散、理气之品，以免耗伤阴血，于病无益。

3. 补养后天，以壮气血　脾为后天之本，气血生化之源。气血虚弱，则冲任失养，以致月经不调，不能摄精受孕。治宜健脾益胃、大补气血，方选八珍汤加味。偏阴血虚者，加红枣、阿胶珠、枸杞子；偏阳气虚者，加黄芪、肉桂；兼肾虚者，可加杜仲、菟丝子、鹿角胶、淫羊藿。

4. 化瘀消癥，调畅气血　婚后多年无嗣，调治无效，究其病因多端，或因气滞血瘀，或痰瘀搏结而成癥瘕，或因寒凝血瘀，皆可致胞络受损，求嗣艰难。故祛瘀滞、化癥瘕、通胞络为正治之法。连建伟教授认为"宿血积于胞中，新血自不能成孕"。故当以活血化瘀、通经达络来荡涤胞宫，止痛消癥，祛瘀生新，促其摄精成孕。偏寒者，须温经散寒以化瘀，可用王清任之少腹逐瘀汤，加炮山甲（代）、青皮等；寒甚者，佐以艾叶、砂仁、淡吴萸等；偏热者，须清热凉血以散瘀，可用连建伟教授经验方二丹桃红四物汤（四物汤加桃仁、红花、牡丹皮、丹参）；有癥瘕者，可合用桂枝茯苓丸，或下瘀血汤。待胞脉畅通，自能受孕。

5. 涤痰祛湿，调经通胞　每有形体肥胖而不孕，此多由久嗜肥甘厚味，脾胃失其健运，中焦气郁不畅，升清降浊不得顺畅，致使痰湿壅盛，或与留瘀互结，阻滞冲任，血气难荣胞宫,故难受孕。痰湿乃阴浊滞腻之邪,缠绵难化,治当温化宣散之法,用辛散阴邪、燥湿化痰之药如半夏、苍术等,辅以轻疏灵动行气之品如香附、陈皮、木香、砂仁等。脾胃得香散而醒,痰涎因气行而消滞,故香散畅气之品临证必不可少。常用启宫丸(制半夏、茯苓、苍术、香附、神曲、陈皮、川芎)或苍附导痰汤(苍术、香附、茯苓、胆南星、橘红、甘草、枳壳、神曲、姜汁),佐以泽兰、益母草等活血消瘀利水之品。

此外,妇女由于多年不孕或流产,多有明显的精神、心理压力,如情绪紧张、抑郁,或大惊大恐,或思虑过度,这些精神因素皆可导致肝气郁结,气血运行不畅,以致胞脉阻滞,胞宫失养,阻碍摄精成孕。因此连建伟教授认为,善医者,先医其心,后医其身,要注重心理因素在治疗中的积极作用。治疗不孕,除药物治疗外,辅以思想开导和精神启发,有利于气血和畅,方易奏效。

三、诊疗验案

验案一:桂枝茯苓丸加味治不孕

1977 年深秋,嘉兴市郊马桥乡一农妇,年届三十。

因婚后 5 年不孕,经各地诊治,未见疗效,故请中学教师顾某陪同前来我处诊治。患者经行后期,少腹疼痛,经水色紫有块,量少。切其脉涩,望其舌苔薄白、边有瘀点,此属瘀阻胞宫,瘀血不去则新血不生,不能摄精成胎,故投桂枝茯苓丸加味化瘀活血。方用:桂枝 4.5g,茯苓 12g,赤芍 9g,牡丹皮 9g,桃仁 9g,当归 9g,川芎 4.5g,红花 4.5g,失笑散 12g(包煎)。嘱患者于每月月经来潮之前先服此方 5 剂以活血化瘀,连服 3 个月经周期。

至 1978 年冬，顾某来信告知，患者已生育一子，欣喜非常。

按语：患者婚后 5 年不孕，据其脉证，断为瘀阻胞宫，新血不生，不能摄精成胎，故投桂枝茯苓丸加味化瘀活血，终于使瘀去新生，麟麟有望。嘱其于每次月经之前服药，可使瘀血借经期排出体外，此亦驱逐瘀血之一法也。

验案二：逍遥散合桂枝茯苓丸治不孕

患者某，女，33 岁。2008 年 4 月 6 日初诊。

自诉婚后 2 年不孕。经行腹痛，有瘀块。既往子宫肌瘤。左关弦，右脉缓，舌苔薄、边有瘀点。西医诊断：原发性不孕，子宫肌瘤。中医诊断：不孕症（全不产），肝郁脾虚兼血瘀证。治拟调和化瘀法。方药：柴胡 5g，炙甘草 5g，炒当归 10g，炒白术 10g，广郁金 10g，牡丹皮 10g，桃仁 10g，赤芍 15g，茯苓 15g，制香附 6g，桂枝 6g，炮山甲（代）6g，丹参 30g，牡蛎 30g。14 剂，水煎服，每日 1 剂。

二诊（2008 年 4 月 27 日）：此期经行已不腹痛，瘀块亦少，但有口苦，左关弦，右脉缓，舌苔薄黄、边有瘀点，此证加有热象，予守方出入。上方加黑山栀 10g。21 剂。

随访患者已于 2009 年 2 月 12 日生一女。

按语：《丹溪心法》云："经水不调，不能成胎。"本案患者有经行腹痛。连建伟遵古之言，认为对不孕症的治疗重在调经，而肝藏血、脾统血，调经血重在调肝脾。患者脉象"左关弦"，为病位在肝，主肝郁不舒。"右关缓"需重健脾，故辨证为肝强脾弱之证，治疗以疏肝解郁、养血健脾为主，方用逍遥散疏肝健脾，加制香附、郁金加重理气之功。参合舌诊，舌边有瘀点，故在治疗中合用桂枝茯苓丸活血化瘀。桂枝茯苓丸出自《金匮要略》，主治瘀血阻胞宫之证。患者经行有瘀块，且有子宫肌瘤，连师认为其瘀血较甚，故加丹参、炮山甲（代）活血化瘀，牡蛎软坚散结。

验案三：柴胡疏肝散合桂枝茯苓丸治不孕

患者某，女，37 岁。2014 年 2 月 9 日初诊。

主诉：婚后 10 余年不孕。经行后期，经行少腹疼痛，有瘀块。诊得左关弦、右关大，舌苔薄、边有瘀斑。西医诊断：原发性不孕，月经不调。中医诊断：不孕症（全不产），气滞血瘀证。治拟行气化瘀法。方药：柴胡 6g，川芎 6g，青陈皮 6g，桂枝 6g，桃仁 6g，炮山甲（代）6g，赤芍 15g，茯苓 15g，炒枳壳 10g，制香附 10g，当归 10g，牡丹皮 10g，炙甘草 5g，广郁金 12g，丹参 20g。21 剂，水煎服，每日 1 剂。

2014 年 5 月 1 日随访，已怀孕 57 日。

按语：陈修园《女科要旨》云："妇人无子，皆由经水不调……种子之法，即在于调经之中。"上案患者表现为月经后期。连师遵古之言，认为对不孕症的治疗重在调经，而肝藏血、脾统血，调经血重在调肝脾。连师认为左关脉弦，病位在肝，主肝郁不舒，而"右关大"则是脾胃不虚。结合患者舌苔薄黄，考虑郁而化火，故加黑山栀清热。治以柴胡疏肝散、疏肝理气为主。因患者舌边有瘀斑，故合用桂枝茯苓丸加丹参、炮山甲（代）活血化瘀，当归活血养血调经，整方以行气化瘀为大法。

四、经验发微

在治疗女子不孕时，连建伟教授常以调经为要，认为冲任损伤常表现为经水失调。或因虚或因实，体虚不孕者，气血不足，冲任失盈，虚衰而无子，治疗时当以益气养血为主，常从肝脾入手。体实不受孕者，连建伟教授遵从《医宗金鉴·妇科心法要诀》中"女子不孕……因宿血瘀于胞中，新血不能成孕，一或因体盛痰多，脂膜壅塞胞中而不孕"的训示，治疗时常以活血化瘀、燥湿化痰为主。临证时连建伟教授常遵古法、用古方，参合"舌脉"辨证加减。诊脉时用三部九候之法，结合《太素脉学》中五阴五阳之脉；诊舌时，常诊舌质、舌苔之不同，尤重瘀点瘀斑之有无。两者合参，定病位，审病因，辨证准确，每每取得良效。

参考文献

［1］何任，张志民，连建伟. 金匮方百家医案评议［M］. 杭州：浙江科学技术出版社，1991.

［2］汪玲羽，徐宇杰，连建伟. 连建伟平脉辨证法治疗不孕不育验案赏析［J］. 中华中医药杂志，2019，34（4）：1527-1529.

刘云鹏治验

一、名中医简介

刘云鹏（1910—2013），主任医师，湖北省长阳县人。出生于世医之家。国家中医药管理局确定的第一批、第四批名老中医学术思想继承工作指导老师，于2007年被中华中医药学会授予"中医妇科知名专家"称号，2010年被湖北省人事厅、湖北省卫生厅授予"湖北中医大师"称号。治病过程中对经方灵活化裁，临床多宗仲景方法又不为条文所拘。编有《妇科治验》《中国百年百名中医临床家·刘云鹏》《常用调肝十一法》等著作。

二、辨治心法（经验、要点）

刘云鹏先生对不孕症采用审因论治和辨证论治相结合，遵古而不泥古，充分发挥中医药的优势，对女子不孕症分为四步疗法：祛邪、调经、助孕和保胎，疗效显著。

1. 祛邪——祛散外来之邪，清化内郁之结　随着市场经济发展及现代社会观念的改变，许多妇女的生活方式和生活观念发生了很大变化，婚前人工流产史及不洁性生活史使不孕症发生率呈增加趋势，而不孕症的特点也发生了很大的变化。由炎症所致不孕症的患者比例逐年增加，此类患者就诊，多伴有带下病、盆腔炎或癥瘕等疾病，故刘云鹏先生在临床中提出，治疗不孕症首当祛邪。带下病影响受孕，刘医师认为其病机是浊湿内停，带脉失约，任脉不固所致，包括了西医学的阴道炎、宫颈炎、宫颈糜烂等。其浊湿来源，多因经期、流产后忽视卫生，或房事不洁，以致湿毒内侵，蕴结下焦。内湿者多因脾失健运，湿浊内阻，流注下焦而致病。内外之湿郁久，多从热化，故临床以湿热带下为多见。治疗或清热利湿止带，或健脾燥湿止带，代表方如止带汤、黄芩滑石汤、苍白二陈加升柴及完带汤等。盆腔炎，中医学无此病名，亦有人称其为"妇人腹痛"，包括了西医学的急慢性盆腔炎症。盆腔炎影响受孕，其病机多因经期产后，胞宫空虚，湿热或寒湿之邪乘虚侵袭，留滞作祟。或七情内伤，或房事不节（洁）、冲任受损等诸因，导致气失宣行，血滞成瘀，瘀阻胞宫，胞脉不通。

临床治疗可分四型：①湿热瘀阻型，代表方为柴枳败酱汤。方由柴胡、枳实、赤芍、白芍、甘草、丹参、制香附、酒大黄、牛膝、三棱、莪术、红藤、败酱草组成，全方清热败毒、活血化瘀止痛，可以改善盆腔充血水肿、粘连的状况，促进炎症的吸收和消散，是治疗急慢性盆腔炎症的有效方剂。②湿瘀互结型，代表方为除湿化瘀方。方由当归、川芎、赤芍、白芍、白术、茯苓、泽泻、延胡索、川楝子、柴胡、枳实、甘草组成。其辨证特点是脾虚有湿，兼夹血瘀。全方除湿化瘀，使气血运行正常，则疼痛自止。③寒凝血瘀型，代表方为活络通管汤。方由肉桂、熟地黄、茯苓、牡丹皮、苏木、当归、甘草、通草、天花粉、沉香、王不留行、砂仁、漏芦、山甲珠（代）组成，主要用于寒客胞中，瘀血内阻之输卵管阻塞患者。方中除用温化寒湿、活血化瘀之品外，还专门伍入天花粉、王不留行、漏芦、山甲珠（代）等消肿排脓、通络散结之品，以促输卵管复通。④胞络瘀型，代表方为通任种子汤。方由桃仁、红花、当归、川芎、赤芍、白芍、制香附、炙甘草、丹参、王不留行、连翘、络石藤、小茴香组成，其主要用于瘀阻胞脉，兼夹热邪之输卵管阻塞患者。全方清热化瘀，通络种子。瘕影响受孕，其病因病机主要是瘀血，或瘀与湿热内结，阻滞胞宫，影响肝之疏泄，或肝郁邪热乘之，或肝郁血瘀、脾虚湿盛，湿浊与瘀血蕴结而成，导致胞宫孕育失常，不能摄精成孕。包括了现称的子宫肌瘤、子宫内膜异位症、附件囊肿等，其治疗方法多是辨病与辨证结合处理。对子宫肌瘤依其经期及非经期不同给予经期方（当归、地黄、白芍、川芎、茜草、丹参、兑阿胶、刘寄奴、益母草、蒲黄炭、紫草根）及非经期方（当归、川芎、地黄、白芍、桃仁、红花、昆布、海藻、三棱、莪术、土鳖、丹参、刘寄奴、炙鳖甲）口服；对子宫内膜异位症，刘云鹏先生认为本病是由于"离经坏血"停留于局部组织而致病，病因的关键在于"瘀"，治疗当以凉血解毒、软坚化瘀为要，方用十味消毒饮（夏枯草、白花蛇舌草、天葵子、金银花、三棱、丹参、蒲公英、紫花地丁、白茅根、昆布、海藻）加水牛角治疗；对附件囊肿，用桂己合方（桂枝、茯苓、桃仁、牡丹皮、赤芍、汉防己、椒目、葶苈子、酒大黄）随症化裁。

2. 调经——"求子之道，莫如调经"《内经》云："月事以时下，故有子。"即月经正常才能孕育，月经不调是不孕症的主要原因之一。古有"调经种子"之说，调经是孕育的先决条件，是治疗不孕的关键。刘云鹏先生认为：月经病乃气血病，因先天肾气不足或劳倦伤脾，或七情所伤、六淫侵袭，致气血失调，冲任受损而发。故调经当调冲任、理气血。刘云鹏先生对于调经分三期治疗。

（1）经前以理气为主：理气即疏理肝气。因肝藏血，主疏泄，喜条达，恶抑郁，且具有储藏血液和调节血量的功能。女子经、孕、产、乳易使机体处于血常不足、气偏有余的状态。妇女以血为本，以气为用。今血不足而气有余，阴阳已失去平衡；再加以七情的干扰，肝气郁结，疏泄失常，故经前常见胸乳胀痛，或夹杂腰背胀痛。治用自创调经Ⅰ号方，由柴胡、当归、白芍、白术、茯苓、制香附、甘草、郁金、川芎、益母草、赤芍组成，为治疗妇科经前诸症之主方。全方疏肝扶脾、理气调经，使经血畅行而月经自调。

（2）经期以活血为主：经期胞宫泻而不藏，经血以通为顺。若经血不通畅，甚至疼痛，则必有瘀血阻滞胞络，不通则痛也。故经期常以活血为主。活血之方采用傅青主常用的产后生化汤加减，即生化汤去黄酒、童便，加益母草，更名为益母生化汤。小腹痛甚者可选加蒲黄、五灵脂、延胡索、川楝子等以活血祛瘀止痛；腰痛血量少者加牛膝以活血；量多者加续断、海螵蛸（乌贼骨）、茜草；有热者减炮姜，加炒栀子、牡丹皮以清血热；寒痛者可选加桂枝、艾叶以散寒止痛；气虚者选加黄芪、党参、白术以益气扶正；血虚者合四物汤以补血养血。

（3）经后养血柔肝，调理冲任：刘云鹏先生认为，经后由于胞宫开泻，经血流失；阴血常不足，故采用养血柔肝、调理冲任法。方用益母胜金丹加减，由当归、川芎、熟地黄、白芍、丹参、白术、茺蔚子、制香附、益母草组成。全方养血益精活血，是调经种子之验方。

3. 助孕促排卵　《女科经纶》引袁了凡之言曰：凡妇人一月经行一度，必有一日氤氲之候……此的候也……顺而施之，则成胎矣。"的候"指经间期，即排卵期，此期若有正常排卵，两精交合可受孕。刘云鹏先生认为，自经后至排卵期前，为冲任胞宫气血生长复常、肾中阴阳转化的时期，治宜采用养血固冲、滋肾益阴之品，为重阴转阳打下物质基础。选用益五合方为主方。方由益母胜金丹合五子衍宗丸组成，使肾精充足，冲任旺盛，促使卵泡发育成熟而有子。若肝郁血瘀，肾精不足，致月经失调、排卵障碍者，则用促排卵汤。方由柴胡、赤芍、白芍、泽兰、鸡血藤、益母草、怀牛膝、刘寄奴、苏木、蒲黄、菟丝子、覆盆子、枸杞子、女贞子组成，在补肾的基础上加入行气活血之品，既温煦、孕育卵泡，又促进卵巢排卵，对卵巢功能不足者起到激活诱导作用。排卵期后至经前期，勿用更方，仅在上方中伍入益肾温阳之品，如仙茅、淫羊藿、补骨脂、鹿角片、胡芦巴、肉桂、附片等选用几味助其生化，使肾得封藏，黄体功能健全，则受精卵易着床受孕。

4. 孕后重视保胎　对于不孕症受孕后的患者，刘云鹏先生提倡注意孕后保胎治疗。由于引起不孕症的诸多病因在孕后可能仍然存在，故孕后保胎尤为重要。其治疗每详审病因，辨证论治。常用方有固胎汤（党参、炒白术、炒扁豆、山药、炙甘草、熟地黄、山茱萸、炒杜仲、枸杞子、续断、桑寄生、炒白芍），主要用于脾肾亏虚，黄体功能不足的患者。对于阴虚血热患者，可用保阴煎以滋阴清热安胎。而对于血虚肾亏、冲任虚损之妊娠腹痛者，可予养血固冲汤（干地黄、川芎、阿胶、甘草、艾叶炭、当归、白芍、菟丝子、桑寄生、川续断）化裁治疗，均治疗至孕后 3 个月方止。

三、诊疗验案

验案一：自拟促排卵汤加减、胶艾四物汤加减治不孕

患者，女，24 岁，已婚，2004 年 2 月 23 日初诊。

患者 2003 年 3 月人工流产后，未避孕一直未孕。2003 年 8 月，B 超监测排卵 3 次，无成熟卵泡发育。2003 年 9 月，查性激素全套：泌乳素 85.45μg/L（高于正常），余均正常。经口服溴隐亭。2003 年 10 月，复查泌乳素正常（19.44μg/L）。后因无成熟卵泡发育，曾口服克罗米芬。其丈夫精子检查正常。患者平素月经规则，（5～6）日 /30 日，量中等，色红，有痛经史，经前乳胀，口干欲饮，平素怕冷，纳可，睡眠可，小便

可，大便干，舌红，苔薄黄，脉沉软。孕产史：孕1、流1、产0。中医诊断：不孕症，属肾虚肝郁证。西医诊断：继发性不孕症。治疗：首诊以促排卵汤（菟丝子、枸杞子各20g，覆盆子、刘寄奴、泽兰、牛膝各10g，柴胡、苏木、生蒲黄各9g，赤芍、白芍、女贞子、鸡血藤、益母草各15g）加紫河车、仙茅、淫羊藿，20剂，每日1剂。

二诊：本次月经时间为2004年3月14日，量中等，4日净。痛经较前减轻，纳可，舌红，苔薄黄。继守上方治疗。并予女科丸6瓶，嘱当日即与丈夫同时口服，连服3日。

2004年4月8日三诊：3月28日B超检测提示排卵，仍予上方口服。

2004年4月22日四诊：诉月经已逾8日未至，感两侧下腹时有隐痛，腰酸痛，嗜睡，精神可，疲乏，纳可，二便可，舌红，苔薄黄，脉滑。考虑为妊娠之象。查尿HCG（＋）。患者欣喜不已。予胶艾四物加续断、桑寄生、菟丝子，7剂，以养血补肾、固冲安胎治疗。

按语：患者平素怕冷，属先天肾气不足，复经人工流产术损伤胞宫脉络，营血外溢，瘀滞于内，由于胞宫与冲、任、督脉直接连属，并通过经脉与肾、肝、脾等脏腑间接络属，所以胞宫受损，必然累及冲、任、督脉和肾、肝、脾等脏腑的气血运行与阴阳平衡，使虚者益虚。因肾主生殖，肾虚则生殖功能低下，不排卵而不孕。营血瘀滞于内，表现为痛经、经前乳胀。本病病机是肾虚血瘀，治以促排卵汤补肾养血活血。方中紫河车补肾填精，修复胞宫；加仙茅、淫羊藿振奋肾阳，促使排卵。全方在温振肾督、修复胞宫的同时，佐以化瘀生新之品，调畅冲任气血,两者相得益彰。孕后患者下腹时有隐痛、腰酸痛,为血虚不营、肾虚不固之征,故治以胶艾四物合寿胎丸养血补肾、固冲安胎。

验案二:全生白术散合五苓散加减治不孕

周某,女,31 岁。

因不孕,在本中心行体外受精-胚胎移植(IVF-ET),于 2003 年 2 月 27 日行取卵术,共取出卵子 28 个,3 月 1 日植入胚胎 3 个,并于 2 月 28 日开始孕酮(黄体酮)肌内注射。3 月 4 日开始腹胀,腹部逐步膨隆,体重逐渐增加,伴恶心、烦躁、睡眠欠佳,且于近日尿量较前减少。于 3 月 10 日、12 日、14 日分别行腹部穿刺,每日放出腹水 1500mL,并静脉滴注白蛋白 100～150mL,同时予低分子右旋糖酐、琥珀酰明胶注射液(佳乐施)等补液,监测尿素氮(BUN)发现升高,拟"卵巢过度刺激综合征"收入院。入院后出现尿量少,仅 250mL/d,总蛋白低,腹围 89cm,腹胀进一步加重。诊为"重度卵巢过度刺激综合征"。告病重,于 3 月 14 日请中医会诊。诊时腹部胀大,少尿,小便不利,精神差,烦躁,短气,不思饮食,舌淡红,苔薄,脉弦软。辨证为脾虚失运,水湿内停,膀胱气化失司。治宜健脾益气、温阳利水。予全生白术散合五苓散加减:桂枝 6g,茯苓、泽泻各 10g,白术 15g,大腹皮、陈皮、车前子、生姜皮各 10g。1 剂后尿量即增多,小便通利;3 剂后腹胀减轻。因在西医妇科住院,继予西医对症治疗,未再服中药。

直至 3 月 28 日又出现腹痛,阴道少量出血。查血已证实生化妊娠,再次请中医会诊,要求保胎。诊时仍有中等量腹水,小便通利,舌质淡红,苔白,脉软滑。此为脾肾双亏,冲任失固，脾失运化，水湿内停。治宜补肾健脾、益气安胎兼以利水。方药：党参、黄芪各15g，白术30g，山药、桑寄生各15g，熟地黄30g，菟丝子24g，山茱萸、枸杞子各15g，续断12g，杜仲9g，白芍18g，阿胶、陈皮、砂仁、茯苓各10g，甘草3g。

5剂后，阴道出血停止，腹痛消失，但仍感胃胀。因经济困难，坚决要求出院。出院时腹胀同前，腹部膨隆，腹围84cm（患者形体偏瘦），尿量正常。继予原方加香附12g，带药5剂出院。1周后来诊，腹胀消失，B超示腹水仅27mL，可见胎心血管搏动，继予原方治疗月余，现患者孕3个月余，胎儿发育良好。腹水完全消失。

按语：IVF-ET患者在超促排卵过程中易诱发卵巢过度刺激综合征（OHSS），常规给予白蛋白静脉滴注及对症治疗后多能很快好转。但此患者移植后发生重症OHSS，反复多次抽腹水及对证治疗，效果不显。又出现少尿、BUN升高、尿常规比重≥1.030等肾功能受损表现，并于3月14日查血β-HCG 200U/L。此时西医治疗较棘手，中医方面考虑以利小便、消腹水为第一要务。所谓急者治其标。予全生白术散健脾利水，五苓散温阳化气、通利膀胱。此时患者已有生化妊娠，桂枝温通之品本应慎用，但此时非桂枝无以助膀胱气化，《伤寒论》中治小便不利，多处用到桂枝，如第156条"其人渴而口燥、烦、小便不利者，五苓散主之"，且"有故无殒，亦无殒也"。故本案用桂枝6g温阳化气，泽泻、茯苓、车前子利水，大腹皮、陈皮理气除胀，白术重用健脾消肿。药后小便通利，尿量恢复正常，未再治疗。直至10日后出现胎动不安，方来求治。此时小便虽利，但脾虚未复，故腹水未消，且又出现肾虚冲任不固。胎元系于脾肾，予安奠二天汤补益脾肾、固冲安胎，并加用黄芪益气健脾利水；阿胶养血止血，妙在重用白芍养血敛阴、柔肝止痛；陈皮、砂仁理气除胀；茯苓利水；后又加入香附疏肝理气，并停用西药。治疗得当，取得满意疗效。

验案三：安奠二天汤合五苓散加减，自拟保胎无忧散加减治不孕

夏某，女，30岁。

2003年6月13日在本中心行IVF-ET，于6月27日查HCG 407U/L，E_2 4585pg/mL。2003年7月7日E_2 10 000pg/mL。6月28日感腹胀，B超示：盆腔中等量积水。给予白蛋白及低分子右旋糖酐输入，并反复抽腹水4次，每次1500mL，之后腹胀稍有缓解，但次日腹水又起。西医诊断：中度卵巢刺激综合征，本周每2日抽腹水1次。昨日抽腹水1500mL，今日又感腹胀，尿少，昨日全天尿量350mL，伴两少腹隐痛、疲倦、嗜睡，舌淡红，苔薄黄，脉软滑。予安奠二天汤合五苓散加减3剂。

7月11日二诊：服药后至今已3日尚未抽腹水，两胁下已不胀，尿量已正常，800～1000mL/d。但仍感胃胀、腹胀，轻度呕恶，两少腹隐痛，腹围90cm。服药后大便溏。病已有转机，继守前方，减桂枝、泽泻，加黄芩、香附、砂仁、阿胶、黄芪，3剂。患者于7月13日抽腹水1次，西医治疗同前。

7月15日三诊：诉服药后两少腹疼痛消失，尿量可，仍腹胀，近日轻度咳嗽。予保胎无忧散加党参、茯苓皮、香附、黄芩。3剂后腹胀消失，腹围降至80cm。B超示双胎妊娠，胎儿成活，OHSS 控制出院。出院后又出现阴道少量出血，予补肾凉血安胎而愈。

  按语：此患者因虚象较显，故在重补脾肾的基础上温阳化气行水，后又感风寒，肺气不宣，故予保胎无忧散调理气机，兼以疏散风寒，加党参、茯苓皮健脾利水，香附疏肝理气，黄芩清热安胎，诸脏调顺，3 剂后腹水即完全消失。

验案四：保阴煎合五皮饮、五苓散、二至丸加味治不孕

刘某，女，31 岁。

2003 年 9 月 8 日因不孕行 IVF-ET 治疗。移植当天感腹胀，B 超见盆腔少量积液。予白蛋白 50mL 输入，以预防 OHSS。4 日后腹胀加重，影响睡眠，尿量偏少，轻咳，口干喜饮，舌红，苔黄厚，脉沉弱。与保阴煎合五皮饮、五苓散加味。3 剂。

2003 年 9 月 14 日二诊：尿量增多，腹胀缓解，已无口干。继守上方加黄芪，3 剂。

2003 年 9 月 18 日三诊：诉服药后腹胀减轻，腹围缩小，但停药 2 日后腹胀加重，尿量减少，24 小时尿量 500～600mL。每日给予白蛋白、低分子右旋糖酐输入。于 IVF-ET14 日后测血 HCG 186U/L，E_2 2727pg/mL，P4 > 160。继予原方口服，疗效不显。住院监护，西医继予以上对症治疗，并隔日抽腹水 1400mL，共 3 次，腹胀虽当时能缓解，但移时又起，伴少尿、咳嗽、不能平卧。腹围由 71cm 渐涨至 84cm，并有阴道少量出血等先兆流产现象。急来求中医诊治。予保阴煎合通关丸加味后，于第 2 日午后感尿道口疼痛，继而有血块排出，尿量增加，阴道出血减少。病情出现转机，继守保阴煎合二至丸加味调理，腹水渐消，诸症消失。痊愈出院，现孕 4 个月余，胎育正常。

按语：本例患者素体湿热较甚，促排卵后脾虚水湿内停，水精运化失常更致阴虚湿热内阻，膀胱失于气化，小便不通。用保阴煎滋阴清热燥湿，兼以补肾安胎；五皮饮合五苓散健脾利水通溺。初用有效，停药 2 日后复用罔效。此时患者病情较重，靠抽腹水及补充白蛋白维持，因少尿，予呋塞米肌内注射，虽尿量有所增加，但移时反复。而此时又证实妊娠，出现阴道流血等先兆流产现象。中药宜在安胎的同时解决小便及腹水的问题，故在保阴煎的基础上加入通关丸清热燥湿、滋阴利尿。通关丸出自《兰室秘藏》，由知母、黄柏、肉桂组成。黄柏、知母清热燥湿、滋阴降火，配以肉桂反佐温通，助膀胱之气化。药后下窍通利，小便得行，腹水得消，同时胎孕得安。

验案五：抵当汤加味，自拟益母生化汤治不孕

赵某，女，35 岁。

继发性经行腹痛 10 年，继发不孕，经量少，色黯，舌红，苔黄，脉沉。妇科检查：子宫鹅蛋大，压痛，活动欠佳，左侧附件增厚、压痛。B 超提示：子宫腺肌病。刘云鹏先生辨为血瘀型。治用抵当汤加味。方药：酒大黄 9g，水蛭 9g，虻虫 9g，桃仁 9g，丹参 30g，夏枯草 15g，生山楂 15g，鸡内金 10g，30 剂。经期加益母生化汤（益母草、当归、川芎、桃仁、炮姜、甘草、蒲黄、五灵脂）。

2 个月后怀孕，生育一男婴。

按语：本案患者体质壮实，瘀血症状较重，故予抵当汤加味治之。但抵当汤活血化瘀力强，且水蛭、虻虫均为有毒之品，故在控制经行腹痛后，予益母生化汤治之。

四、经验发微

造成女子不孕的原因虽较多，但刘云鹏先生强调，肝肾不足或冲任气血失调是其主因。在治疗上常以调经为先，并随脏腑冲任之虚实而辨证用药。若肝肾不足者，选养血填精、调经种子之方；气血失调者，用理气血调经之法。药物取舍要顾及精血的生化，慎用大苦大寒、大辛大热之品，避免耗伤阴血，戕害生机；养血填精之品亦不可过用，谨防气机壅塞，阻碍摄精成孕。故常取平补平调、补中有通、破中寓补之品缓缓治疗。

参考文献

［1］程群，刘云鹏. 刘云鹏促排卵方介绍［J］. 中国中医药信息杂志，2006，13（6）：85-86.

［2］刘颖，刘云鹏. 中西医结合治疗卵巢过度刺激综合征体会［J］. 中国中医药信息杂志，2004，11（11）：1011-1012.

［3］黄缨. 刘云鹏治疗妇科痛证经验［J］. 湖北中医杂志，2009，31（9）：3-4.

毛科明治验

一、名中医简介

毛科明，男，2002年毕业于南京中医药大学。师从南京中医药大学博士生导师黄煌教授。创设了"中医经方工作室"，致力于"中医体质学"和"经方医学"的临床研究工作。曾在国家级期刊发表论文多篇。擅长应用中医经方并结合中医体质学说，治疗各类中医科常见病、多发病及疑难杂症有一定的临床经验。

二、辨治心法（经验、要点）

毛科明认为，虽然不孕症的发病原因和机制多种多样，但用经方有时不必追根溯源。根据黄煌教授总结的常见的几种体质类型，使用经方调治不孕症不仅安全，而且疗效可靠。用经方调理体质，就是调动机体的自身愈病能力。特别是对于一些无证可辨，或症状与原发病关系不大的慢性病，依据体质用方不失为执简驭繁、简洁明快的一条途径。

三、诊疗验案

验案一：温经汤加味治不孕

荣某，女，30 岁。2012 年 12 月 21 日初诊。

患者未避孕 2 年未孕。刻诊：面黄体瘦；双小腿皮肤干燥，足跟皮肤龟裂；平素怕冷，易疲劳，脱发较多；月经量少；舌暗苔薄，脉沉。4 年前曾育 1 子，再婚后已备孕 2 年未孕。中医诊断：不孕症。辨证：血虚寒凝。治法：养血温经祛瘀。方予温经汤加味制成膏方缓缓图治。方药：肉桂 10g，吴茱萸 6g，川芎 10g，当归 10g，白芍 10g，牡丹皮 6g，干姜 6g，姜半夏 10g，麦冬 20g，生晒参 10g，炙甘草 6g，鹿角片 6g，枸杞子 10g，阿胶 15g，红枣 30g，麦芽糖 50g。取 20剂，制膏，每次服 10 ～ 20g，早晚各 1 次，开水冲服。

患者服药 2 个月，药未尽而经停怀孕。

按语：患者备孕 2 年未孕，体瘦面黄、小腿皮肤干燥、脱发、月经量少皆为血虚胞寒之象。以温经汤制膏缓图，暖子宫冲任，养血祛瘀而收效。黄煌教授将温经汤称为"子宫发育促进剂""卵巢功能衰弱的振奋剂"，对于阳虚寒凝、气血虚弱的女子不孕症，用温经汤屡屡得效。

验案二：四逆散合当归芍药散、当归建中汤治不孕

周某，女，26 岁。2012 年 6 月 22 日初诊。

体形匀称，肤白，腹肌紧张。4 年前行人流术，之后一直未能怀孕，西医妇科检查为输卵管炎症不通，建议行输卵管再通术。平素痛经，经量偏少，周期 40 日。来诊时心情抑郁，胸闷心烦，手脚发凉，睡眠浅。舌淡红，脉细弦。先予四逆散合当归芍药散 20 剂。

复诊仍有痛经，伴乳房胀痛、头痛，精神困倦。考虑患者为"桂枝体质"，改服当归建中汤调理，至 8 月，经停怀孕。

按语：四逆散出自《伤寒论》318 条，文曰："少阴病，四逆，其人或咳，或悸，或小便不利，或腹中痛，或泄利下重者，四逆散主之。"当归芍药散见于《金匮要略》，文曰："妇人怀妊，腹中疞痛，当归芍药散主之。"（妇人妊娠病脉证并治第二十）"妇人腹中诸疾痛，当归芍药散主之。"（妇人杂病脉证并治第二十二）二者相合有调和肝脾、调畅气血、扶正祛邪之功。当归建中汤有温补气血、缓急止痛之效。气血充盈，冲任气血旺盛，月经正常，故嗣育有望。

验案三：温经汤合桂枝茯苓丸治不孕

佘某，女，28岁。2008年6月20日初诊。

身材匀称，皮肤白皙。同居两年不孕，伴有痛经，痛剧伴恶心呕吐，月经量少。舌胖暗，苔薄润，脉沉细。患者为桂枝体质，且为虚、寒、瘀夹杂的温经汤体质，予温经汤合桂枝茯苓丸调理，药后痛经消失，连服3个月后怀孕。

> 按语：温经汤、桂枝茯苓丸均出自《金匮要略》，具有温经散寒、养血活血、祛瘀消癥的功效。据患者所现脉证选用之，获效良好。

四、经验发微

毛科明认为，使用经方的诊疗思维首先应抓经典方证，即参证《伤寒杂病论》书中经典原文来抓主证、建方证；其次通过经典方证识别疾病的病机，从而跳出仲景原文主治病证，扩大经方的应用范围；最后要把握体质类型。中医体质作为药证与方证的延伸，反映了疾病的易趋性和规律性。中医体质辨证简明实用，经验性强，能快速把握整体，尤其适用于慢性病的体质调理，安全有效。对于某些无证可辨的慢性病，依据体质施方是另辟蹊径的好办法。对于某些不易鉴别的方证，需结合西医学病名，甄别某方对于某病的应用效果，最后确定处方。在方证的建立陷入僵局之际，可充分借鉴日本汉方医学研究西医病名与方证之间的联系所取得的成就。

参考文献

[1]毛科明.温经汤治疗妇人杂病验案举隅［J］.上海中医药杂志，2015，49（7）：28.

［2］毛科明. 经方治疗不孕不育验案举隅［J］. 光明中医，2014，29（7）：1501，1520.

彭坚治验

一、名中医简介

彭坚，男，1948 年出生，湖南省长沙市人，祖籍湖南岳阳县。出生于湖南著名的中医世家，湖南中医药大学教授。1971—1976 年跟随伯父彭崇让先生（1902—1978，原湘雅医学院中医顾问，教授，1959 级西医学习中医班导师）学徒，1979 年考取湖南中医学院医学史硕士研究生，师从周贻谋教授。现为湖南中医药大学教授，中华医学会医学史专业委员会常务理事，中华中医药学会中医药文化研究会委员，湖南省政协第九届常委。编写中医学术著作《我是铁杆中医》，以 60 万字的篇幅总结了学术观点和临床经验，在国内外产生了深远影响。擅长运用经方、古方、家传方治疗各种疑难杂病，具有丰富的实践经验，用药简便廉验，深受患者欢迎。特别对于妇科慢性炎症、月经不调、子宫肌瘤、卵巢囊肿等，有独到的心得与体会。多次做客中央电视台《健康之路》栏目。

二、辨治心法（经验、要点）

对于输卵管堵塞导致不孕者，彭坚教授除了用当归芍药散加大血藤、败酱草消除盆腔炎症之外，往往借助于 3 个药对疏通输卵管、消除积水。第一个药对是急性子配牵牛子：前者走血分，软坚散结；后者走气分，化气利水。第二个药对是三棱配莪术，前者活血，后者理气，具有开破作用却药性平和。第三个药对是九香虫配露蜂房，前者辛香走窜，后者咸平散结，输卵管堵塞，日久粘连，须赖虫类药入血络搜剔。严重者，九香虫改用麝香，并加穿山甲（代）。彭坚教授用此法治愈多例输卵管堵塞导致不孕者。

多囊卵巢综合征，多数属于虚实夹杂。虚为肝肾不足，实为痰瘀交阻。大凡雌性激素偏低的，以虚证为主，虚中夹实；雄性激素偏高的，以实证为主，实中夹虚。虚证宜调节冲任，大补精血，兼以活血化瘀；实证宜化痰消瘀，软坚散结，兼以补益肝肾。

三、诊疗验案

验案一：丹栀逍遥散、定经汤、当归贝母苦参丸等加减治不孕

刘某，女，35 岁，广东省珠海市人，2012 年 4 月中旬初诊。

患者 2008 年检查出泌乳素 1700ng/mL，头痛，先用西药溴隐亭治疗大约 2 个月，然后用中药治疗（药方找不到了）。2009 年检查，结果有改善，但仍然偏高，磁共振示脑垂体正常。2010 年 2 月第 1 次怀孕，30 日左右自然流产干净。然后出国 2 年，2012 年年初回来后再次怀孕（末次月经 2 月 13日）。37 日检查孕酮正常，HCG 指数 423（标准下限 10 000）。42 日再次检测 HCG 1234，阴道流血住院，注射孕酮保胎，2日后再次检测 HCG 数值微降，放弃保胎。约 47 日胚胎自然流出。住院期间出现间歇性腹部剧痛，多次流血，孕囊流出约 1 周后才好。流产后，用过中医按摩针灸治疗。现月经不规则，时前时后，多提前四五日，月经量少，颜色偏黑，舌

淡红，脉弦。用丹栀逍遥散合定经汤加减。方药：白术 10g，当归 10g，白芍 15g，山药 15g，柴胡 10g，黄芩 10g，五味子 10g，炙甘草 10g，牡丹皮 10g，荆芥 10g，栀子 10g，茯神 30g，枸杞子 30g，熟地黄 10g，香附 10g，郁金 10g，菟丝子 30g。15 剂。

5 月 15 日二诊：半个月后进行泌乳素检查 37ng/mL（正常值为 5 ～ 25ng/mL，大于 35ng/mL 则为泌乳素升高），支原体阳性。月经过后白带多、偏黄，偶尔瘙痒，腰痛，腹部有压痛，月经量仍然不多，舌淡红，脉弦细。用丹栀逍遥散合二妙散、当归贝母苦参丸加减。方药：牡丹皮 10g，栀子 10g，柴胡 15g，蒲公英 30g，败酱草 30g，当归 10g，白芍 10g，生地黄 15g，茯苓 30g，炙甘草 10g，土贝母 10g，苦参 10g，黄芩 10g，黄柏 10g，萆薢 10g，苍术 10g，乌梅 15g，菟丝子 15g。15 剂。

7 月 17 日三诊：泌乳素恢复正常，支原体未消失。4、5、6 月月经仍然有血块，7 月 9 日来月经，血块消失。白带减少，舌淡红，薄黄苔，脉弦细。仍用上方加减。方药：牡丹皮 10g，栀子 10g，柴胡 15g，蒲公英 30g，败酱草 30g，当归 10g，赤芍 10g，生地黄 15g，茯苓 10g，炙甘草 10g，浙贝母 10g，苦参 10g，黄芩 10g，黄柏 10g，萆薢 10g，苍术 10g，乌梅 10g，五倍子 10g，露蜂房 10g，蜈蚣 1 条。15 剂。

8 月 10 日四诊（网上会诊）：服上方后，胃部不适，出现呕吐，胃痛。服药 2 剂后停药 4 日，23 日再次服用，仍然出现出汗、头晕、胃痛、疲劳等，嘱去蜈蚣、五倍子，继续服用。8 月 3 日用西药阿奇霉素 1g，4 日、5 日各用 0.25g。6 日晚发现意外怀孕，停药。用泰山磐石散。方药：生地黄 30g，白芍 15g，当归 10g，川芎 5g，黄芪 30g，白术 15g，炙甘草 10g，西洋参 10g，黄芩 10g，续断 15g，砂仁 10g。7 剂。

8 月 17 日五诊（网上会诊）：服药 1 周，感觉还好，但口苦、欲呕、轻微腹胀。原方加黄连 6g，苏叶 6g，厚朴 5g，枳壳 5g，木香 3g。15 剂。

11 月 18 日家人来告：上方共服用 20 余剂。目前已经妊娠 3 个多月，检查一切正常。

　　按语：泌乳素升高导致怀孕后流产并非少见，患者大多数表现为肝气郁结兼有下焦湿热，在临床主要以丹栀逍遥散合二妙散、当归贝母苦参丸加减，往往有疗效。一诊时见患者月经前后不定、量少，故先用丹栀逍遥散合定经汤，重在养血调经。二诊过后，泌乳素已经完全正常。三诊时，见仍有白带，支原体没有消失，故原方加五倍子、露蜂房、蜈蚣三味动物药以搜剔顽疾。患者服后出现胃部不适等强烈反应，主要是五倍子味涩、蜈蚣气腥所致。这对医者是一个值得吸取的教训：气味较重的虫类药不宜入煎剂。幸好影响不大，随即怀孕，用泰山磐石散养胎，安全度过了前 3 个月的妊娠期。

验案二：当归芍药散加减治不孕

李某，女，32 岁，长沙市人。2012 年 4 月 15 日初诊。

患者结婚 4 年，因为两侧输卵管积水导致不孕，曾经在某生殖中心进行试管婴儿培植，连续 5 次没有成功。平时小腹隐痛，月经尚准时、量中等，经前乳房胀痛，白带不多。查之面色不华，舌淡红，脉弦细。用当归芍药散加减。方药：当归 60g，赤芍 30g，川芎 30g，泽泻 30g，茯苓 60g，白术 50g，大血藤 180g，败酱草 60g，牵牛子 30g，急性子 60g，三棱 30g，莪术 30g，九香虫 30g，露蜂房 30g。1 剂，做水丸，每日 2 次，每次 6g。

2012 年 6 月 24 日二诊：服完上方 1 剂后即怀孕，现感腰痛乏力，舌淡红、无苔，脉弦细数。用泰山磐石散加味。方药：黄芪 50g，白参 15g，炙甘草 10g，当归 10g，白芍 10g，生地黄 15g，川芎 5g，白术 30g，砂仁 20g，续断 30g，桑寄生 30g，菟丝子 15g，黄芩 15g。15 剂，煎服，每日 1 剂，分 2 次温服。

按语：当归芍药散是治疗妇科腹中疼痛的祖方。月经不调，多为血气不和；妇科炎症，多为内有水湿。而当归芍药散之当归、川芎、白芍（赤芍）柔肝和血，白术、茯苓、泽泻健脾利湿，全方药味平和，善于流通而不滋腻、不燥烈，非常适合妇女的生理特征。但此方用于妇女慢性盆腔炎引起的腹痛，清热解毒作用的力量偏弱，故在明确属于比较严重的盆腔炎时，彭坚医师往往加大大血藤、败酱草剂量，能够显著提高疗效。

四、经验发微

"方、证对应"是学习经方的入门之阶，"方、证、病机对应"是运用和拓展经方的更高阶段。仅方证对应还不够，只有掌握了"证候"之后的"病机"，"经方"治疗才能切中肯綮，也就是要"方、证、病机"三者对应。此外，即使临床遇到的证与《伤寒论》条文中提到的证完全不相同，但只要病机相同，就可以用同样的方。经方具有无限的生命力，后世能够用之治疗各种疑难病症，就是因为找到了证之后的共同病机。

因此，方、证、病机，三点一线，统筹考虑，才是准确的、完整的经方思维。此外，经方与时方是一种互补、传承的关系，不能够重此轻彼，可以互相结合使用。经方的疗效普遍高于后世方，这是毋庸置疑的，历代医家也把经方视为方剂学的典范，创制出了大量卓有疗效的时方，在学好、用好经方的前提下，尽量多掌握一些时方，是临床取得疗效的重要途径。学习和运用时方，也应当像对待经方一样，遵循"方、证、病机"对应的思路，把经方与时方统一在同一个原则之下，这样就有了将两者化裁加减、结合使用的基础。总之，治病以临床疗效为第一标准，当纯用经方不能完全达到目的时，在洞察病机的前提下，或合以时方，或配以时方，灵活取舍，以增强疗效，不应当画地为牢，墨守经方。

参考文献

［1］彭坚. 妇科病验案（二）［J］. 湖南中医药大学学报，2013，33（11）：48-52.

［2］彭坚. 彭坚教授妇科病验案（一）［J］. 湖南中医药大学学报，2013，33（9）：60-63.

田淑霄治验

一、名中医简介

田淑霄，女，教授，主任医师，1962年毕业于北京中医学院（现北京中医药大学），毕业后一直从事临床、教学、科研工作。为国家第三、四、五批老中医药专家学术经验继承工作指导老师，河北省首届十二大名中医之一。临证 50 余年，对内、妇、儿科各种疾病均有独到经验，尤擅治疗妇科各种疑难杂症。出版《田淑霄中医妇科五十六年求索录》《脉学心悟》等十余部专著。

二、辨治心法（经验、要点）

田淑霄教授在辨治子宫内膜异位症不孕症时认为，瘀血阻滞固然是主要病机，但亦应考虑到血瘀的形成与肾、肝、脾的失调密切相关。故治疗法则在化瘀止痛、破血消癥的同时，还应根据患者的具体临床表现，合以补肾、健脾、疏肝等法整体调节，才能收到良效。而针对子宫内膜异位症所致不孕，考虑到肾主生殖，处方用药必加补肾之品，以促使受孕。具体处方时还应根据妇女月经周期分期用药治疗。具体体现在如下几点。

1. 月经期活血化瘀止痛 此类患者均有严重的痛经，所以在经期采用活血化瘀止痛法，一是缓解其症状，增强长期治疗的信心；二是改善子宫瘀血状态，使将来受精卵易于着床。田淑霄多采用自拟调经止痛方（当归、川芎、生地黄、白芍、甘草、桂枝、蒲黄、五灵脂、川楝子、延胡索、乌药、三七粉、血竭粉）。

2. 经净至排卵前期及经前采用活血化瘀、软坚散结消癥法 在桂枝茯苓丸、调经止痛方的基础上，配入诸软坚散结药，如玄参、夏枯草、生牡蛎、紫贝齿、浙贝母、鳖甲、海蛤壳、海浮石、海藻、昆布等，以改善瘀血状态。

3. 排卵期至排卵后补益肾精兼活血 主方以田淑霄教授自拟补肾毓麟汤（女贞子、覆盆子、五味子、山萸肉、菟丝子、益母草、紫河车、鹿角片、巴戟天、黄芪、党参、炒白术、当归、生地黄、川芎、白芍、砂仁）为主。

三、诊疗验案

验案一：自拟调经止痛方合桂枝茯苓丸等加减治不孕

刘某，女，26 岁，医生。2007 年 8 月 5 日初诊。

主诉结婚两年余未避孕一直未孕。月经 13 岁初潮即有痛经，之后进行性加重。月经周期 28 ～ 30 日、量多、色暗有块，5 ～ 7 日净，每次月经第 1 日腹痛甚，必服止痛片。2006 年 3 月查 B 超示子宫内膜异位症、双侧卵巢巧克力囊肿（巧囊）。行开腹术剥离巧囊，术后连续注射促性腺激素针 5 个月，假闭经 5 个月。停激素针后服丹莪妇康煎膏，2006 年 9 月月经复潮，之后月经后错 5 ～ 15 日，痛经依旧。2006 年 11 月复查 B 超示双侧卵巢又有巧囊，卵泡发育不良。2007 年 6 月做试管婴儿未成功（促排卵只取得 1 个成熟卵子）。末次月经 2007 年 7 月 1 日，舌胖、有齿痕、质暗，苔白，脉涩不畅、尺不足。辅助检查：2007 年 5 月于省人民医院监测卵泡示卵泡发育不良；2007 年 6 月于省人民医院 B 超示子宫内膜异位症、双侧卵巢巧克力囊肿（左侧 1.5cm×1cm，右侧 4cm×3cm）。中医诊断：痛经、不孕症（肾虚血瘀）。西医诊断：子宫内膜异位症、双侧卵巢巧克力囊肿、不孕症。治宜活血化瘀、软坚散结、补肾益精，方以自拟调经止痛方合桂枝茯苓丸加减。方药：川芎、生地黄、桃仁、红花、蒲黄、五灵脂、甘草、桂枝、茯苓、巴戟天各 10g，当归、益母草、延胡索、乌药、牡丹皮、鳖甲（先煎）各 15g，三七粉、血竭粉各 6g（冲服），川楝子 8g，赤芍 12g，昆布、白芍各 20g，紫石英 30g（先煎），鹿角片 12g（先煎）。7 剂，水煎服，每日 1 剂。

2007 年 8 月 11 日二诊：8 月 7 日月经来潮，第 1 日腹痛甚，但较以前明显减轻。经色暗、有块，现未净，但量已极少，色暗红；腰酸乏力，舌胖、有齿痕，脉弦、尺弱。方药：川芎、熟地黄、巴戟天各 10g，白芍、覆盆子、菟丝子、鹿角片（先煎）各 12g，当归、黄芪、党参、益母草各 15g，三七粉、血竭粉各 6g（冲服），山萸肉 20g，紫石英 30g（先煎）。15 剂，水煎服，每日 1 剂。

2007 年 9 月 12 日三诊：9 月 7 日至 9 月 11 日月经来潮，痛经较上月减轻，舌胖、质暗红、有齿痕，苔白，脉弦、尺不足。方药：桂枝、赤芍、牡丹皮、桃仁、车前子、巴戟天各 10g，泽泻、泽兰、鳖甲（先煎）、益母草、夏枯草各 15g，茯苓、猪苓、山萸肉各 20g，三七粉、血竭粉各 6g（冲服），生牡蛎（先煎）、女贞子各 30g，覆盆子 12g。21 剂，水煎服，每日 1 剂。

2007 年 10 月 6 日四诊：月经未来潮，2007 年 10 月 3 日 B 超示右卵巢有 3.5cm×2.9cm 囊肿，左卵巢有 1.8cm×1.9cm 优势卵泡。舌脉同前，给予田淑霄自拟补肾毓麟汤加减。方药：五味子、巴戟天、紫河车、淫羊藿、怀牛膝各 10g，覆盆子、菟丝子各 12g，鹿角片（先煎）、当归身、黄芪、党参各 15g，益母草、山萸肉各 20g，女贞子 30g，木香 8g。7 剂，水煎服，每日 1 剂。此后经期采用活血化瘀止痛法，经净至排卵前期采用活血化瘀、软坚散结消癥法，排卵期至排卵后采用补肾益精兼活血法，经前活血化瘀止痛、软坚散结消癥。

10 月 29 日 B 超示右侧卵巢囊肿 2.5cm×2cm，左卵巢见 1.3cm×1.3cm 优势卵泡。2008 年 3 月 1 日来诊，末次月经 2008 年 1 月 20 日，早孕试验（＋），晨起恶心、腰酸、小腹

胀，舌胖、有齿痕，苔白，脉滑、尺不足，给予健脾补肾安胎
法调理。

2008 年 10 月 21 日顺产重 3500g 男婴。

验案二：逍遥散加减、大黄䗪虫丸及艾附暖宫丸治不孕

白某，女，30 岁，已婚，工人。1996 年 6 月 11 日初诊。

1990 年行人工流产，此后再未孕。1996 年 4 月做输卵管
通液检查，诊为双输卵管不通。平时腰腹痛，活动后两侧少腹
痛加重，带下不多，月经周期正常，经期 4 ～ 5 日，血量可，
色暗有血块，经前、经期乳房胀痛、不能触衣，舌正常，苔
薄黄，脉沉无力，证为气滞血瘀致不孕（输卵管不通所致不
孕）。治以疏肝理气，活血化瘀，方用逍遥散加减。方药：当
归 12g，益母草 15g，茯苓 10g，白术 10g，砂仁 6g，赤芍、
白芍各 10g，香附 12g，焦槟榔片 10g，柴胡 6g，木香 6g，薄
荷 3g。7 剂。另：大黄䗪虫丸 20 丸，每晚 1 丸；艾附暖宫丸
20 丸，每早 1 丸。

6 月 18 日二诊：腰腹痛减轻，乳房胀痛，前天早上阴道
流出大量液体，无任何痛苦，舌正常，苔薄白，脉细滑。上方
加橘叶 15g，鳖甲 15g，7 剂。

6 月 25 日三诊：腰腹痛减，带多、色白质稠，乳房仍胀
痛，舌正常，苔薄白，脉沉无力。上方加三棱 10g，莪术 10g，
14 剂，坚持服大黄䗪虫丸及艾附暖宫丸。

9 月 17 日复诊：月经已过，本次经期小腹坠痛，腰酸痛，
其他尚好，舌正常，苔薄白，脉弦细。昨日去医院 B 超检查，
子宫 6.8cm×4.5cm，大小正常，内部回声欠均匀，内膜增厚；
双侧输卵管可见液性暗区，左侧 0.7cm，右侧 0.5cm，双侧卵

巢未见异常。诊断：双侧输卵管积液。方药：当归 12g，川芎 10g，熟地黄 10g，小茴香 10g，五灵脂 10g，延胡索 15g，香附 15g，肉桂 10g，蒲黄 10g，巴戟天 12g，山茱萸 15g，赤芍、白芍各 10g，乌药 12g，仙茅 10g，泽兰 12g，淫羊藿 10g，益母草 15g。连服 2 个月，平时坚持服大黄䗪虫丸及艾附暖宫丸。

1997 年 6 月妊娠，后足月产一男婴。

验案三：逍遥散加味、艾附暖宫丸及大黄䗪虫丸治不孕

温某，女，22 岁，已婚。1996 年 6 月 11 日初诊。

人工流产后未再孕，已有 5 年余，今年 4 月查双侧输卵管不通。平素小腹两侧疼痛，稍多活动即加重，月经周期正常，经血量正常，颜色暗红，有血块，4 日净，经前乳房胀痛不能触衣。舌象正常，脉沉弦。辨证为气滞血瘀不孕。治法：疏肝理气，活血化瘀。方用逍遥散加味。方药：当归 15g，柴胡 8g，白芍 10g，薄荷 4g，茯苓 10g，炒白术 10g，甘草 6g，生地黄 10g，川芎 10g，桃红（各）10g，夏枯草 15g，玄参 10g，炮山甲 10g，路路通 20g，王不留行 20g，白芥子 15g，皂角刺 15g。14 剂。另加艾附暖宫丸早 1 丸、大黄䗪虫丸晚 1 丸，长期服用。

1996 年 6 月 28 日二诊：月经正常，经期乳房胀痛明显减轻。舌正常、苔薄白，脉弦滑。上方去玄参、夏枯草继服数月，丸药照服。

1996 年 9 月 20 日三诊：9 月 10 日查双侧输卵管已通畅，停药观察。

于 1997 年 4 月产一男婴。

按语：此病例为输卵管不通性不孕，证属气滞血瘀。小腹两侧为肝经循行所过之处，小腹两侧痛、经前乳房胀痛、脉沉弦为肝郁气滞之象；经色暗红、有血块为血瘀络阻之表现。气滞则血停，血瘀则气止，两者互为恶性因果，故当以疏肝理气、活血化瘀为法。方中穿山甲、路路通、王不留行、白芥子、皂角刺五药既能配合柴胡、薄荷、川芎等药疏肝行气，亦能辅助桃仁、红花等药活血化瘀，可谓思虑周全。按田教授原意，亦取其疏通穿透之力通畅阻塞的输卵管。

四、经验发微

田淑霄教授认为肾与女子受孕关系密不可分。若先天肾气不足，或房劳久病、反复流产损伤肾气，肾气虚则冲任虚，难以摄精成孕；素体肾阳不足，或寒邪伤及肾阳，真阳亏虚，命门之火不能温煦胞宫，胞宫不能正常发育或失去温暖氤氲之佳候，导致不孕；素体肾阴不足，或房事不节、多孕多产、失血伤阴皆会损伤真阴，阴精亏则天癸竭，以致冲任血海空虚，胞脉失养，发为不孕。故肾虚是不孕症的主要病因病机，治疗不孕症恒以补肾为第一要法。田淑霄教授受张景岳毓麟珠思想启发，创补肾毓麟汤运用于临床，以补肾助孕为核心，益气养血并重；并且提倡在不孕症治疗中将中西医理论有机结合，西医的理论、检查、诊断可以给中医的论治一些启发，在中医理论辨证的基础上加入一些针对性强的药物，可以提高临床疗效。

参考文献

［1］曹丽静，王菊素．田淑霄分期治疗子宫内膜异位症不孕经验

［J］. 中国中医基础医学杂志，2014，20（8）：1137-1138.

　　［2］李士懋，田淑霄. 相濡医集：李士懋、田淑霄临床经验集［M］. 北京：人民军医出版社，2005：395-396.

　　［3］郭家渌，赵彦，宋素英，等. 田淑霄应用"通管五味"治疗不孕症经验浅析［J］. 江苏中医药，2018，50（01）：26-28.

王翠霞治验

一、名中医简介

王翠霞，女，主任医师，教授，1971 年生，农工党党员，中西医结合专业博士研究生，副教授，副主任医师，兼任辽宁省中医药学会妇科专业委员会秘书长、辽宁省中医药学会中西医结合妇科专业委员会秘书，从事医疗、教学、科研一线工作 10 余年。能熟练运用中医的理、法、方、药诊治妇产科常见病、多发病及疑难重症，如月经不调、闭经、不孕、崩漏、绝经前后诸症等，有自己独特的临床诊治方法及经验，疗效确切。

二、辨治心法（经验、要点）

王翠霞老师临床治疗薄型子宫内膜，常以归肾丸加白芍、香附、柴胡、黄芩、炒薏苡仁、续断组方。方药：熟地黄 15g，当归 15g，白芍 10g，茯苓 15g，山药 20g，香附 15g，砂仁 5g，陈皮 15g，续断 15g，杜仲 20g，枸杞子 20g，菟丝子 15g，山茱萸 15g，炙甘草 10g。随月经周期变化而加减应用。

三、诊疗验案

验案一：柴胡桂枝干姜汤合当归芍药散加减治不孕

姜某，27岁。2018年2月9日初诊。

患者下腹胀痛2年，婚后1年未孕。平素月经后期，45～50日一行，量少，经前十日乳房胀痛；时心悸而烦，口苦咽干；食少便溏，夜寐不安；面色无华；舌淡暗、苔白腻，脉沉弦。孕0产0，未避孕。末次月经：2018年2月8日。妇科内诊：外阴、阴道正常，宫颈Ⅰ度糜烂，子宫前位，压痛（±），左附件区增厚，压痛（±），右附件区（－）。双侧输卵管造影：左侧伞端梗阻，右侧通而不畅。血HCG阴性。诊断：慢性盆腔炎，不孕症。辨证：少阳太阴同病，肝郁脾虚。方用柴胡桂枝干姜汤合当归芍药散加减。方药：柴胡10g，黄芩15g，桂枝15g，干姜10g，生牡蛎30g，当归15g，赤芍10g，川芎10g，白术15g，泽泻10g，茯苓15g，天花粉25g，白芍15g，炙甘草10g。每日1剂，水煎服。

复诊（2月15日）：下腹疼痛缓解，经前乳胀好转；月经3月15日来潮，量中等；仍时有便溏、心烦。上方天花粉减为20g，加路路通20g，香附15g，菟丝子20g，杜仲15g，通草10g。

三诊（3月1日）：下腹疼痛消失，月经正常，口苦消失。续服上方。随访，2018年6月成功妊娠。

按语：此例盆腔炎合并不孕症，月经不调，同时见口苦咽干、便溏、食少，柴胡桂枝干姜汤证俱备，故予柴胡桂枝干姜汤疏散少阳并温散太阴。当归芍药散是治腹痛的主方，可通调气血、健脾除湿，其后又加用路路通、通草、香附以活血通络并引药入少腹，菟丝子、杜仲温肾助孕。方证相应，故获良效。

验案二：小柴胡汤、柴胡疏肝散加减治不孕

林某，女，29 岁。2006 年 2 月 12 日初诊。

主诉：不孕 3 年，伴闭经 5 个月。患者自 14 岁初潮后，月经一直无规律，周期 2 ～ 3 个月，经期 5 ～ 7 日，色鲜红，量中等，伴少量小血块。2005 年年初无明显诱因出现月经周期延长，延至 3 ～ 4 个月一行，后渐至闭经。末次月经 2005 年 9 月 18 日。闭经后体重增加 7.5kg。刻诊症见：患者情志抑郁，体态微丰，面部少许痤疮。胸闷，乳胀，睡眠欠佳，纳可，小便调，食辣后易腹泻。舌尖红，苔中后部薄白腻，脉弦细。查血清激素：E_2 167pmol/L，T 5.05nmol/L，PRL 21.4ng/mL，FSH 4.5mU/mL，LH 17.2mU/mL，P 0.3ng/mL。B 超示：双侧卵巢可见数个大小不等的卵泡。西医诊断：多囊卵巢综合征。中医诊断：不孕，闭经。证属肾虚为本，痰瘀互结。治以补肾化痰，活血祛瘀。方药：紫石英 15g，紫河车 12g，淫羊藿 10g，白术 10g，陈皮 10g，生地黄 12g，川牛膝 15g，天竺黄 12g，白芥子 10g，水蛭 6g。5 剂。

二诊：2006 年 2 月 18 日。自述服用 3 剂后，胸闷胀痛欲裂，进食亦难，烦躁加重，故停药未服。药证法度不合，重新审症辨证。患者眉头紧蹙，语速较快，烦躁之象较著。自觉胸胁乳房胀痛，口苦明显，喉间有痰，咳吐不爽。两日前无明显诱因呕吐一次。触诊觉患者四肢凉而躯干热，有热郁之象。待问及饮食偏嗜，自诉几年来一直在川地生活，嗜食辛辣，但食辣后又易腹泻。至此，患者肾虚之象不显，而肝郁之象较著。

治疗大法当以疏肝解郁，佐以理气活血。选用小柴胡汤加减。方药：柴胡 10g，黄芩 9g，党参 10g，半夏 10g，干姜 5g，甘草 6g，郁金 12g，枳壳 10g，生地黄 12g，牡丹皮 10g。5 剂。

三诊：2006 年 2 月 24 日。自诉服药 3 剂后月经即来潮，胸闷乳胀之象均减，口苦亦轻。嘱经期停药，月经净后即来治疗。

四诊：2006 年 3 月 3 日。患者月经已净，微感神疲乏力，经期偶伴腹泻，大便色黄，夹少许泡沫。治以补肾健脾、补养气血之法，用二至丸加减。方药：女贞子 12g，墨旱莲 15g，熟地黄 12g，黄芪 15g，干姜 4g，党参 12g，陈皮 10g，白芍 12g，当归 6g。5 剂。嘱服完药后 1 个月再来就诊，以促排卵。

五诊：2006 年 4 月 10 日。患者自诉无明显不适，舌尖红，苔中后部薄黄腻，脉弦细。此时当以疏肝理气促排卵，柴胡疏肝散加减。方药：柴胡 10g，香附 10g，川芎 9g，当归 12g，白芍 10g，青皮 6g，清半夏 10g，陈皮 10g，苍术 10g，生地黄 12g。7 剂。

患者于 2006 年 5 月 12 日电话告知，月经已来潮。按此调周法治疗 3 个周期，患者于 2006 年 12 月中旬停经，妊娠试验阳性，诊断为早孕。

按语：中医学认为月经的产生，肾—天癸—冲任—胞宫轴起着决定性作用。且肾为先天之本，主藏精，具有促进人体生长发育和生殖的功能，故闭经、不孕的治疗多从补肾入手，但从肝论治也是治疗本病的一个重要方面。正如《万氏女科》曰："……忧愁思虑，恼怒怨恨，气郁血滞而经不行。"肝主疏泄，亦助脾胃运化，肝气郁而不达，一方面会导致气滞血瘀，另一方面易于凝聚痰湿脂浊，痰瘀成，日久易形成癥。肝经循行过腹环阴，痰瘀内停，积于血海，冲任受阻，胞脉壅塞，经水不得下行而致闭经、不孕。患者烦躁易怒、胸胁胀闷、口苦等症，均是肝郁、相火偏旺之象。此外，尚有四肢凉而躯干热的热郁之证，虽不属寒热往来，亦属寒热错杂。加之曾呕吐一次，以上种种已全然符合小柴胡汤证的适应证。伤寒少阳证，往来寒热，胸胁苦满，嘿嘿不欲饮食，心烦喜呕，口苦，咽干，目眩，舌苔薄白，脉弦，故宗柴胡汤加减。小柴胡汤出自《伤寒论》，具有条达肝气、疏畅气机、宣通内外、运行气血的作用。《经方发挥》谓之："在伤寒热病中是清热剂，在六经中为和解剂，在治疗各种杂病中又是理气解郁剂，如加入一些活血化瘀之品，寓理血于行气药中，又是很理想的理血剂。"正如刘渡舟教授指出："小柴胡汤喜开肝胆之郁，故能推动气机，而使六腑通畅，五脏安和，阴阳平衡，其功甚捷，其治甚妙。"方中柴胡轻清升散，疏肝解郁；黄芩苦寒，清少阳相火；半夏和胃降逆化痰；参草健脾扶正止泻，诸药配伍严谨。再佐以生地黄、牡丹皮等活血之剂，则阴阳调和，气血流畅，经血遂下。除此之外，女子随月经周期变化，身体处于不同的状态，故当按周期调整，要掌握月经周期中阴阳消长转化的规律，切不可不问周期，成方固用。月经过后，阴长阳消，需奠定周期演变的物质基础，滋养阴血，遂以补肾之二至，佐以健脾之参芪，以资生化。再至排卵日前后，重阴转阳的关键时期，以疏肝活血促排卵之剂治疗，如此方能辨治准确，施治得当。

四、经验发微

王翠霞教授认为，在女性一生中，月经是阴阳气血消长变化的过程。月经的产生如海之潮汐、月之盈亏，这一周期变化的基础是肾之阴阳，动力是天癸，表现在胞宫。故在治疗此类疾病时，应顺应月经周期不同时期的肾阴阳转化和气血盈亏变化规律，不同时期用药侧重点不同。行经期是重阳转阴的阶段，重阳则开，阳气推动经血排出，并且随着精血的排出而下泄。此时以活血通经祛瘀为主，旧血不去，新血不生。此期治疗常配伍桃仁、川芎、鸡血藤等。经后期胞宫血海空虚，阴血不足，此时应注意滋养阴精，只有阴精充足，方能滋养胞脉胞络，充盈血海，促使卵子发育。故此期治疗以滋肾精养阴血为主，常配伍黄精、何首乌。经间期为氤氲之时，阴精渐充，重阴必阳，在肾中阳气的鼓动下，阴阳转化，阴精化生阳气，鼓动卵子排出。此期在滋肾养血的基础上配伍温阳活血药，如红花、牛膝、巴戟天。经前期阴血渐盛，阳气渐长，达到重阳状态，此期在滋肾养血基础上可配合温补肾阳药，如肉苁蓉、淫羊藿。

参考文献

［1］王翠霞. 运用六经辨证治疗女性盆腔炎性疾病体会［J］. 上海中医药杂志，2019（4）：33-36.

［2］徐涛，王翠霞. 多囊卵巢综合征治验1例［J］. 光明中医，2008（7）：1011-1012.

王付治验

一、名中医简介

王付，男，河南省济源市人，研究生毕业于南京中医药大学伤寒论专业，医学硕士，全国著名经方大师，教授，主任中医师、博士生导师，仲景国医示范导师，河南省高校中青年优秀骨干教师，河南省教育厅学科技术带头人，国家科学技术奖励评审专家，教育部博硕论文评审专家，国家中医药管理局中医师资格认证中心命审题专家，连续被评为"我最喜爱的教师"，被评为"教学名师"，发表学术论文300余篇，著有《伤寒杂病论字词句大辞典》《伤寒杂病论思辨要旨》《伤寒杂病论增补用方》《经方学用解读》《妇科疑难病选方用药技巧》等。

二、辨治心法（经验、要点）

不孕症是临床中比较难治的病证之一，权衡病变证机尽管有许多，但从临床辨治角度看，主要有肾阳亏虚，阴寒内生，阳不温煦，寒气充盛，以此可演变为肾阳亏虚之不孕症；肾阴亏虚，虚热内生，肆虐精血，胞宫失养，以此可演变为肾阴亏虚之不孕症；气虚不化血，血虚不化气，气血不得温养胞宫，以此可演变为气血亏虚之不孕症；阴虚不化阳，阳虚不化阴，阴阳俱虚而不得滋养胞宫，以此可演变为阴阳俱虚之不孕症；气虚不能化阴，阴因气虚而亏损，气虚不得帅血，血行不利而为瘀，气阴不得温养胞宫，瘀血又阻滞胞宫，以此可演变为气阴亏虚、瘀血阻滞之不孕症；血虚不得养肝，肝气郁滞又不能帅血，血因气郁而滞涩，以此可演变为血虚肝郁夹瘀之不孕症；肝气郁滞，相克伤脾，脾虚不能运化水湿，水湿聚而生痰，以此可演变为肝郁脾虚痰湿之不孕症；湿热内生，阻滞脉络，血行不利，变生瘀血，以此可演变为湿热瘀阻之不孕症；肝郁日久不解而伤阴，阴伤又不得滋养于肝，进而加剧肝郁，以此可演变为肝郁阴虚之不孕症；阳气虚弱，寒气凝结，肝郁经气，脉络不畅，胞宫既不得阳气温煦，又不得阴津滋荣，以此可演变为阳虚肝郁之不孕症；阳虚生寒，肝郁生痰，寒痰胶结，阻滞阳气，郁遏肝气，以此可演变为阳虚肝郁寒痰之不孕症；肾气虚弱，气不行血，血行不利，瘀血内生，以此可演变为肾虚瘀血之不孕症；脾气虚弱，水湿内生，变生为痰，瘀血阻滞，经气脉络不通，以此可演变为脾虚痰湿、瘀血阻滞之不孕症。

三、诊疗验案

验案一：茵陈蒿汤与当归四逆汤治不孕

马某，女，33 岁，郑州人。

3 年前结婚至今未孕，经检查诊断为慢性盆腔炎、输卵管粘连不通之不孕，经中西医治疗仍未孕，近由同学介绍前来诊治。刻诊：少腹拘急疼痛，因寒及劳累加重，带下色黄臭秽，阴部潮湿灼热，手足不温，面色及指甲不荣，大便略干，舌质暗淡，苔薄白，脉沉。辨为肝经湿热，血虚阳虚证。治当清利湿热，补血温阳。给予茵陈蒿汤与当归四逆汤合方加味。方药：大黄 6g，茵陈 18g，栀子 14g，桂枝 10g，白芍 10g，当归 10g，细辛 10g，大枣 25 枚，通草 6g，败酱草 30g，附子 5g，炙甘草 10g。6 剂，第 1 次煎 35 分钟，第 2 次煎 30 分钟，合并药液，每日 1 剂，分 3 次服用。

二诊：大便通畅，以前方6剂。

三诊：手足温和，阴部灼热减轻，以前方6剂。

四诊：带下量少，以前方6剂。

五诊：少腹疼痛、怕冷基本消除，以前方6剂。

六诊：阴部潮湿消除，以前方6剂。

七诊：诸症基本消除，以前方治疗120余剂，慢性盆腔炎及输卵管粘连不通痊愈。随访2年，已孕育生产。

　　按语：根据少腹拘急、因劳累及寒加重，辨为阳虚；再根据带下色黄臭秽，辨为湿热下注；又因面色及指甲不荣，辨为血虚。据此辨为肝经湿热证与血虚阳虚证。方以茵陈蒿汤清利湿热，当归四逆汤补血散寒，加附子温阳散寒，败酱草清热解毒。方药相互为用，以取其效。

验案二：天雄散、薏苡附子败酱散与桂枝人参汤治不孕

刘某，女，36岁，郑州人。

婚后多年未孕（丈夫经检查，正常），经检查未发现明显器质性病变及功能性病变，服用中西药未达到预期治疗目的，近由同事介绍前来诊治。刻诊：婚后不孕，手足不温，失眠多梦，大便溏泻，腹部怕冷，月经周期正常且量少，带下量多、质稀，色黄白夹杂，口淡不渴，舌质淡，苔白略腻，脉沉弱。辨为阳虚夹热，寒湿浸淫证。治当温固阳气，散寒利湿。给予天雄散、薏苡附子败酱散与桂枝人参汤合方。方药：制川乌10g，白术24g，桂枝18g，龙骨10g，附子5g，薏苡仁30g，红参10g，败酱草15g，当归12g，炙甘草10g。6剂，第1次煎30分钟，第2次煎30分钟，合并药液，每日1剂，分3次服用。

二诊：手足转温，以前方 6 剂。

三诊：腹部怕冷减轻，以前方 6 剂。

四诊：带下减轻，以前方 6 剂。

五诊：大便正常，以前方 6 剂。

六诊：诸证基本消除，以前方 6 剂。

七诊：诸证消除，以前方 6 剂，巩固治疗效果。

八诊：告知已怀孕。随访 1 年，男孩已出生。

按语：根据婚后不孕、手足不温辨为肾阳虚；再根据失眠多梦辨为心阳不守；因带下量多、色白辨为寒湿浸淫；又因带下黄白夹杂辨为寒热夹杂。据此辨为阳虚夹热、寒湿浸淫证。方以天雄散温阳固摄；以薏苡附子败酱散温阳利湿，兼以清热；以桂枝人参汤温阳健脾，燥湿止带。方药相互为用，以取其效。

验案三：小半夏加茯苓汤与右归丸治不孕

孙某，女，35 岁，郑州人。

结婚 7 年未育（其爱人经检查，各项指标均正常），经检查诊断为多囊卵巢、慢性盆腔炎之不孕，服用中西药未能达到有效治疗目的，近因病友介绍前来诊治。刻诊：不孕，月经不规律，形体肥胖，手足不温，怕冷，身体沉重，带下多清稀色白，倦怠乏力，舌质淡，苔薄白，脉沉弱。辨为阳虚夹痰湿证。治当温补肾阳，燥湿化痰。给予右归丸与小半夏加茯苓汤合方。方药：熟地黄 24g，山药 12g，山茱萸 10g，枸杞子 10g，菟丝子 12g，鹿角霜 12g，杜仲 12g，肉桂 6g，当归 10g，制附子 6g，生半夏 24g，生姜 24g，茯苓 12g。6 剂，水煎服，第 1 次煎 40 分钟，第 2 次煎 25 分钟，合并药液，每日

1 剂，每次服 30mL 左右，分早、中、晚 3 次服用。

二诊：带下量减少，身体沉重略有好转，以前方 6 剂。

三诊：手足不温好转，仍然怕冷，以前方变附子为 10g，6 剂。

四诊：带下基本恢复正常，以前方 6 剂。

五诊：倦怠乏力明显减轻，以前方 6 剂。

六诊：身体沉重基本消除，以前方 6 剂。

七诊：诸症基本消除，又以前方治疗 70 余剂，告知已怀孕。

按语：根据带下清稀、手足不温辨为阳虚；又根据倦怠乏力辨为气虚；因身体沉重、苔厚腻辨为痰湿。据此辨为阳虚夹痰湿证。方以右归丸温补肾阳，填精益髓；以小半夏加茯苓汤醒脾燥湿化痰；加附子温壮阳气。方药相互为用，以奏其效。

验案四：桂枝茯苓丸、当归芍药散与四妙丸治不孕

曹某，女，29 岁，新密人。

在 4 年前因 3 次流产而引起小腹坠痛，后经检查诊断为输卵管粘连、不孕症，虽服用中西药而治疗效果不明显，近因腹痛加重前来诊治。刻诊：小腹坠痛；腰痛如针刺，夜间为甚；口苦，面色不荣，经行夹血块，不孕，性交后及月经后疼痛加重，舌质淡红夹瘀紫，苔黄腻厚，脉沉涩。辨为湿热瘀阻血虚证。治当清热燥湿，活血化瘀，补血养血。选用桂枝茯苓丸、当归芍药散与四妙丸合方。方药：黄柏 24g，薏苡仁 24g，苍术 12g，怀牛膝 12g，当归 10g，白芍 48g，川芎 24g，茯苓 12g，白术 12g，泽泻 24g，桂枝 12g，桃仁 12g，牡丹皮 12g。

6 剂，水煎服，每日 1 剂，分 3 次服用。

二诊：诸证改善不明显，以前方 6 剂。

三诊：小腹坠痛略有减轻，以前方 6 剂。

四诊：腰痛明显好转，以前方 6 剂。

五诊：夜间仅有轻微腰痛，以前方 6 剂。

六诊：诸证明显好转，以前方 6 剂。

之后，先以前方治疗 30 余剂，后以前方变汤剂为散剂，每日分 3 次服用，每次 6g，治疗 4 个月。随访 2 年，一切正常，其男婴已出生。

> 按语：根据小腹坠痛、苔黄腻厚辨为湿热；再根据腰痛如针刺、夜间为甚辨为瘀血；因面色不荣、头晕目眩辨为血虚。据此辨为湿热瘀阻血虚证。方以四妙丸清热燥湿，导热下行；以当归芍药散养血补血，兼清郁热；以桂枝茯苓丸活血化瘀，通络散结。方药相互为用，以奏其效。

验案五：四逆散与二仙蜈蚣汤治不孕

孙某，女，33 岁，郑州人。

5 年前经检查诊断为免疫性不孕症，服用中西药而未能达到预期治疗目的，近因其弟在河南中医学院（现河南中医药大学）学习，介绍前来诊治。刻诊：婚久不孕，情绪低落，急躁易怒，月经基本正常，畏寒怕冷，自汗，舌质淡，苔薄白，脉沉弱。辨为阳虚肝郁证。治当温补阳气，疏肝解郁。可选用四逆散与二仙蜈蚣汤合方加减。方药：淫羊藿 15g，仙茅 12g，巴戟天 10g，蜈蚣 2 条，黄柏 3g，鹿角胶 10g，山茱萸 12g，枸杞子 6g，柴胡 12g，枳实 12g，白芍 12g，炙甘草 12g。6 剂，水煎服，每日 1 剂，分 3 次服用。

二诊：自汗好转，以前方 6 剂。

三诊：畏寒怕冷减轻，以前方 6 剂。

四诊：急躁易怒明显好转，以前方 6 剂。

五诊：畏寒怕冷解除，以前方 6 剂。

六诊：诸证较前均有减轻，以前方治疗 130 余剂，经检查已怀孕。

> 按语：根据情绪低落、急躁易怒辨为肝郁；再根据畏寒怕冷、苔薄白、脉沉弱辨为阳虚。据此辨为阳虚肝郁证。方以二仙戟蚣汤温补阳气，化生阴精；以四逆散疏肝解郁，调理气机。方药相互为用，得奏其效。

验案六：温经汤与栀子豉汤治不孕

刘某，女，27 岁，中牟人。

近 4 年来体重增加约 12kg，只有肌内注射西药，月经才会来临，并且量少，经检查诊断为多囊卵巢综合征，服用中西药未取得预期治疗效果。刻诊：闭经不孕，倦怠乏力，渴喜饮热水，口唇干燥，手足不温，畏寒怕冷，带下时黄时白，形体肥胖，失眠，指甲凹陷，舌质暗淡瘀紫，苔薄黄，脉沉涩。辨为寒瘀血虚夹热证。治当温阳散寒，活血化痰，兼清郁热。给予温经汤与栀子豉汤合方。方药：吴茱萸 10g，当归 6g，川芎 6g，白芍 6g，人参 6g，桂枝 6g，阿胶 6g，生姜 6g，牡丹皮 6g，半夏 12g，麦冬 24g，栀子 15g，淡豆豉 10g，炙甘草 6g。6 剂，水煎服，每日 1 剂，分 3 次服用。

二诊：手足转温，以前方 6 剂。

三诊：口唇干燥减轻，以前方 6 剂。

四诊：带下时黄时白，以前方 6 剂。

五诊：月经来临，色暗量少。

六诊：诸证较前有改善，以前方 6 剂。

之后，因病证变化而以前方适当加减用药治疗 80 余剂，后以前方变汤剂为散剂，每日分 3 次服用，每次 10g，治疗 5 个月。随访 2 年，顺产男婴。

> 按语：根据手足不温、畏寒怕冷辨为寒；再根据倦怠乏力辨为气虚；因舌质暗淡瘀紫辨为瘀，又因口唇干燥、苔薄黄辨为夹郁热；更因失眠、指甲凹陷辨为血虚。据此辨为寒瘀血虚夹热证。方以温经汤温经散寒，活血养血，兼清瘀热；以栀子豉汤清透郁热。方药相互为用，以奏其效。

验案七：附子粳米汤与平胃散合方加味治不孕

齐某，女，31 岁，郑州人。

多囊卵巢综合征病史 6 年，虽服用中西药，可未能取得预期治疗效果。刻诊：闭经不孕，胃脘痞满，肢体困重，畏寒怕冷，少腹疼痛，失眠，白带量多质稀，舌质淡，舌体胖大，苔白腻，脉沉滑。辨为寒痰证，治当温阳健脾、祛湿散寒，予附子粳米汤与平胃散合方加味。方药：附子 5g，姜半夏 12g，大枣 10 枚，粳米 12g，苍术 12g，厚朴 9g，陈皮 6g，白术 15g，桂枝 10g，茯苓 15g，炙甘草 3g。6 剂，水煎服，每日 1 剂，每日分 3 服。

二诊：肢体困重，畏寒怕冷好转，予前方 6 剂。

三诊：胃脘痞满好转，予前方 6 剂。

四诊：月经来临，色暗量少，予前方 6 剂。

五诊：诸证较前均有改善，予前方 6 剂。

之后，因病证变化而适当予前方加减用药治疗 80 余剂，后以前方变汤剂为散剂，每日分 3 服，每次 10g，治疗 5 个月。随访 2 年，顺产一男婴。

按语：根据畏寒怕冷辨为寒，再根据肢体困重、白带量多质稀、舌体胖大、脉沉滑辨为痰湿，以此辨为寒痰证。方以附子粳米汤温中散寒止痛、和胃涤饮降逆；以平胃散醒脾燥湿、行气和胃；加白术健脾燥湿，杜绝生痰之源；桂枝温阳化气，茯苓渗利痰浊。

四、经验发微

运用经方辨治不孕症之时，最好结合西医相关检查，如体格检查、卵巢功能检查、输卵管通畅试验、宫颈黏液及精液试验等；还要从西医角度研究致病原因，如排卵障碍、输卵管因素、子宫因素、宫颈因素、阴道因素等（当然，也要排除男性病变引起的女子不孕症）。辨清不孕症的病理变化，主要包括排卵障碍性不孕、输卵管阻塞性不孕、子宫内膜异位症不孕、免疫性不孕、宫颈炎不孕等，在此基础上运用经方辨治不孕症，治疗效果会更好。

参考文献

［1］王付. 经方辨治不孕症［J］. 中医药通报，2016，15（2）：6-8.

［2］关芳芳，王付. 王付教授辨治多囊卵巢综合征思路探析［J］. 中医药通报，2013，12（4）：25-28.

吴品琮治验

一、名中医简介

吴品琮，男，副主任中医师，浙江省基层名中医，瑞安市名中医，全国基层优秀名中医。出身于中医世家，幼承庭训，师承省名中医吴德熙先生，从事中医妇科 30 余年，擅长治疗不孕不育、习惯性流产等，以及各种妇科疑难病症。著有《吴氏妇科精粹》。

二、辨治心法（经验、要点）

不孕症的主证大多为月经不调，故调经为种子之前提。而调经必调冲任，治疗月经先期、后期、先后无定期等，选滋肾健脾胃调肝之法取效显著。肾藏精、主生殖，脾为气血生化之源，故健脾益肾为调经之要旨。常以熟地黄、山萸肉、茯苓、白术等健脾益肾；经前兼调肝，肝为女子之先天，以当归、白芍养肝血，香附利肝气，牡丹皮、天花粉泄肝热为佐使；经后则专补脾肾，以菟丝子、杜仲补肾，党参、山药、甘草补脾为佐使。再按症情加减，所以每获良效。

三、诊疗验案

验案一：温经汤合少腹逐瘀汤加减治不孕

胡某，女，29 岁。1989 年 3 月 18 日初诊。

患者夫妻和睦，婚后 6 年未孕。经某医院 B 超检查提示：左侧输卵管粘连伴积液，右侧输卵管通而不畅。经多方治疗罔效，前来求治。诊见形体较瘦，面色黯而不华，月经错后，四五十日方经行，色紫夹血块，量少，经期小腹胀痛，腰酸，食欲欠佳，精神不振，小腹时感寒冷，尤以冬季为甚，性欲淡漠。舌苔薄腻、有瘀斑，脉沉细。证属阳虚宫寒、血瘀阻滞胞络，治宜温胞调冲、益气化瘀，温经汤合少腹逐瘀汤化裁。方药：淡吴萸、小茴香、当归、川芎、赤芍、仙茅、制香附、制半夏、补骨脂、王不留行各 6g，党参 20g，白术、茯苓、巴戟天、杜仲、菟丝子、粉丹皮各 12g，肉桂心（调冲）4g，淫羊藿 10g，路路通、延胡索、川楝子各 9g，阿胶（调烊）16g。7剂。水煎服，每日 1 剂。

3 月 29 日二诊：药后小腹寒冷感稍减，腰酸减轻。上方去淡吴萸、菟丝子、粉丹皮、肉桂心、仙茅、小茴香、阿胶，加熟地黄（拌砂仁 4g）、桑寄生各 12g，鹿角胶（调烊）1 粒，炮山甲（代）5g。9 剂。

4 月 7 日三诊：此次经来未推迟，经量稍增，小腹冷痛、腰酸已减，脸色转华，脉感有力而应指，上方去炮山甲（代）、王不留行、制香附、路路通，加菟丝子、怀山药各 12g，紫河车 5g，紫石英 15g，泽泻、车前子各 10g。又进 7剂后，以上方据症酌情出入，连续调治 4 个多月后怀孕，后足月顺产一女婴。

按语：本例患者因肾气衰微，命门火衰，上不能温煦脾阳，下不能温煦胞宫，致胞宫寒凝血瘀，不能摄精成孕。正如《千金方衍义》所说：女子婚后多年不孕，大多是受精孕胎的器官有气血阻闭，治疗时当用大量峻破瘀血药物方能奏效。遵此之意，故方中用巴戟天、仙茅、淫羊藿、补骨脂、杜仲、菟丝子、淡吴萸、肉桂心、小茴香温肾壮阳，以助命门之火温通胞宫；川芎、当归、赤芍、粉丹皮、路路通、王不留行活血化瘀；党参、白术、茯苓益气健脾，以资生血之源；半夏通降胃气而散结，有助祛瘀之用；香附、延胡索、川楝子疏肝理气；阿胶养阴润燥、清虚热，后方改用鹿角胶以暖宫补肾。二诊时加炮山甲（代）通经活络；熟地黄、桑寄生补益肝肾。三诊时加紫河车、怀山药温养肝肾、益精调冲，紫石英暖子宫、安神、泽泻、车前子渗湿利水。诸药共用，使胞宫得温，瘀化滞消，胞络通畅，故收满意的疗效。

验案二：自拟健脾清毒化瘀通络汤治不孕

陈某，女，31 岁。2001 年 5 月 12 日初诊。

患者 3 年前曾连续行人工流产术 2 次，继后夫妻性生活、丈夫精液检查均正常，但患者 3 年余未孕。B 超监测有排卵，免疫学检查排除免疫性不孕，经多方治疗罔效。子宫输卵管碘油造影提示输卵管阻塞性不孕而来我处就诊。诊见月经量较多，色黯夹血块，伴小腹胀坠，时有隐痛及压痛，经前稍有乳房作胀，白带量多、色黄，伴臭气，腰骶部酸痛，常在劳累或月经前后加剧，面色不华，神疲乏力，胃纳欠佳。舌淡，苔白腻，脉弦而涩。证属湿热血瘀壅塞胞络，治宜健脾利湿、清热解毒、活血化瘀、散结通络。自拟健脾清毒化瘀通络汤。方药：红藤、败酱草、生地黄（研牡蛎 15g）、薏苡仁各 15g，蒲公英、椿根皮、粉丹皮、焦白术、茯苓各 12g，泽泻 10g，当归、川芎、制香附、黄柏各 6g，赤芍、王不留行、路路通、延胡索、川楝子各 9g，太子参 20g。水煎服，每日 1 剂。9 剂。

5 月 23 日二诊：药后自觉小腹隐痛减轻，白带减少，上方去赤芍，将太子参改为党参 20g，加炮山甲（代）5g，又进 7 剂。

嗣后均以前方为基础，据症酌情出入，连续治疗 4 个月余，于 11 月 16 日来诊，查尿妊娠试验（＋），给予健脾补肾安胎药 5 剂，后足月顺产一女婴。

按语：妇女胞宫位于下焦阴湿之地，南方气候温暖多湿，本例患者历经数次人工流产，将养不慎，湿热之邪乘虚侵入胞脉，与血相搏，以致宿血凝滞，壅塞胞络，导致脏腑功能失常，冲任不能相资，难以受精成孕。自拟健脾清毒化瘀通络汤中，红藤、败酱草、蒲公英、椿根皮、黄柏清热解毒、化浊祛瘀、活血止带；当归、川芎、赤芍、粉丹皮、生地黄补血养血、凉血活血、破瘀生新；制香附、延胡索、川楝子有行气活血调经之功；路路通、王不留行消坚散结、行气通络；太子参、白术、茯苓、薏苡仁、泽泻补中益气、健脾利湿，使其气壮则促血行，脾健则能祛湿，重在扶正祛邪，使消坚散结、破瘀通络而不伤正。从全程 5 个月的治疗中，均以清热解毒、祛湿化浊、活血破瘀、消坚通络为治则，采用相应的药物出入，终使热清毒解，气行血活，浊化瘀破，结消络通，以致脏腑功能协调，冲任相资而成孕。

四、经验发微

吴品琮医师认为，不孕症的主证大多为月经不调，正如清·陈修园所说："妇人无子，皆由经水不调。种子之法，即在调经之中。"故调经为种子之前提。肾藏精，主生殖，故益肾为调经之要着。

参考文献

[1] 吴品琮，吴毓骥. 输卵管阻塞性不孕验案三则 [J]. 浙江中医杂志，2010，45（1）：48-49.

魏绍斌治验

一、名中医简介

魏绍斌是成都中医药大学附属医院教授、博士研究生导师、主任中医师，四川省名中医，师承全国名老中医药专家、四川省首届名中医杨家林教授，从事中医和中西医结合妇科临床工作 29 年，善用经方，崇尚辨证论治，强调内外合治、多途径给药的治疗方案，对妇科疾病的中医药治疗独具匠心。崇尚古籍，善用经方、名方和前辈成方，既集各家之长，又注重辨证施治，中西协同互补。

二、辨治心法（经验、要点）

魏教授认为，临床中不孕症常伴随月经失调，或经乱无期，或经间期出血，或月经量多等。而肾虚肝郁血滞为月经过少的主要病机，其根据周期用药特点提出非经期重在补肾疏肝，经期重在疏肝行滞、活血通经。两法合用，使得经血来源充足，来路通畅，月经应时按量而下。

1. 非经期重在补肾疏肝 《傅青主女科》载："经水出诸肾。"月经的产生以肾为主导。肾藏先天之精，为脏腑阴阳之本、生命之源，主生长、发育、生殖。《素问·六节脏象论》

载："肾者主蛰，封藏之本，精之处也。"精气是人体生长发育及各种功能活动的物质基础，包括月经的生理活动。精能生血，血能化精，精血同源，同为月经产生的物质基础。同时精能化气，肾气盛衰主宰天癸的生理活动，天癸是月经产生必不可少的物质基础。《傅青主女科》载："经原非血，乃天一之水，出自肾中。"《医学正传》亦载："月经全借肾水施化。"肾是月经产生的根本，故调经之本在于肾。肾为先天之本、主生殖，月经正常来潮与"肾—天癸—冲任—胞宫"生殖轴的生理功能密切相关。魏教授认为肾为此轴的源头所在，本着治病必求于本的思想，补肾法在治疗月经疾病中必不可少。

女子在解剖上有胞宫，经络上有冲任，生理上以血为用，经孕产乳均离不开血，而月经的主要成分是血。《妇人大全良方》载："妇人以血为用，唯气顺则血和。"肝藏血，肝的精血充盈，藏精储血功能正常，余血方可下注血海，使冲脉满盛，月经如期而至。《理瀹骈文》载："肝为血海，藏血故也。"叶天士在《临证指南医案》中指出："女子以肝为先天。"《素问·上古天真论》载："女子七岁，肾气盛，齿更发长；二七而天癸至，任脉通，太冲脉盛，月事以时下……"肝具有储藏血液和调节血量的作用，其调节血量是在疏泄作用下完成的。肝主疏泄，性喜条达，恶抑郁，喜柔恶刚，升降气机，以通为顺；肝气条达，情怀舒畅，则气机通畅，血脉流畅，血海按时满溢，月经如期而至。同时肝的储血功能和疏泄功能必须相互协调。肝脏功能失调可导致月经病的发生。肝血亏虚，血海不按时满溢，出现月经后期、月经量少甚至闭经等。若肝失疏泄，则冲任气机不利，血海阻滞，经行不畅，月经量少。《普济方》载："妇人室女以肝气为用，盖肝乃血之府库，肝即受病，经候愆期，或多或少，或闭断不通。"魏教授认为妇女由于经带胎产数伤于血，气分偏盛，现代女性又有来自社会、家庭各方面的压力，情绪易于激动，每致肝失条达，疏泄无度，冲任不调而发生经、带、胎、产诸病。妇女若肝气平和，则经脉流畅，血海宁静，经、孕、产、乳正常。故疏肝养肝法在月经病的治疗中亦不可或缺。

针对肾虚肝郁的病机，魏教授确立了补肾疏肝、理气养血的治疗方法，以《医学衷中参西录》中寿胎丸和《伤寒论》中四逆散加减组方。寿胎丸为《医学衷中参西录》中补肾安胎的代表方，此处用以补肾，取其异病同治之理。方中菟丝子补肾益精，肾旺自能月水充足；桑寄生、续断补肝肾，固冲任；阿胶滋养阴血，使冲任血旺，则月水按时而下。四药相配，共奏补肾之功。因阿胶太过滋腻碍脾，临证常弃而不用。柴胡疏肝解郁；枳壳理气宽中；白芍养血柔肝，缓急止痛；甘草益气健脾，调和诸药。全方共奏补肾疏肝、理气养血之功，使肾精充盛，肝气条达，藏泻有序，则经候、经量如常。经血夹血块者加鸡血藤活血舒筋、养血调经；易疲倦乏力者加黄芪、南沙参、山药补益脾肺、益气、固肾、益精；乳胀、心情抑郁者加制香附疏肝理气、调经止痛；精血亏虚者加鹿角胶补肾益精；腰酸者加杜仲补肝肾、壮腰膝、强筋骨。

2. 经期重在疏肝行滞，活血通经　胞宫是月经产生的器官，属奇恒之腑，在经间期及妊娠期表现为藏而不泄，经期、分娩期则表现为泄而不藏。经血为有余之血，应时而下，月经以通为顺。《血证论》认为离经之血则为瘀。血瘀是指血液运行不畅或血液瘀滞不通的病理状态，血瘀会产生"瘀血"这种病理产物。瘀血影响血脉的运行，瘀血阻滞于脉道，损伤脉络，血逸于脉外，则可见月经过多，血色紫暗夹血块；若瘀血阻滞冲任胞宫，则可见闭经、月经后期等。故魏教授认为月经过少为血滞不行，冲任不通，并未达到血瘀的状态，多见月经量逐渐变少。故月经期常疏肝行滞、活血通经，既可使滞而不行之血下行于冲任胞宫，又符合经期以通为主的治法。

针对经期肝郁血滞的病机，魏教授以《伤寒论》中四逆散和《仙授理伤续断秘方》中四物汤加茺蔚子、桃仁、川牛膝、生山楂等活血之品组方，以疏肝行滞、活血通经。四逆散方中柴胡疏肝解郁；枳壳理气宽中；白芍养血柔肝，缓急止痛；甘草益气健脾，调和诸药。四物汤被认为是"血家百病此方宗"，是补血调经的主方，治疗由营血亏虚、血行不畅、冲任虚损所致月经量少。方中熟地黄甘温味厚质润，入肝、肾经，长于滋养阴血、补肾填精，为补血要药；当归甘辛温，归肝、心、脾经，为补血良药，兼具活血作用，且为养血调经要药；白芍养血益阴；川芎活血行气。四药配伍，共奏补血调血之功，补血而不滞血，行血而不伤血，温而不燥，滋而不腻，成为补血调血之良方。茺蔚子活血补血调经；桃仁、生山楂活血调经；川牛膝活血通经，引血下行；酌加制香附、广木香疏肝解郁、行气止痛；怀山药、枸杞子滋阴养血；鸡血藤补血活血调经。全方共奏疏肝解郁、活血调经之功，使肝气条达，疏泄有度，任通冲盛，经血满溢，应时而下。组方紧扣，疏肝不忘理气，活血兼以补血养血。因行气药可耗伤阴血，故少佐滋阴养血之品以防其弊。

魏教授治疗月经过少，权衡轻重，若以肾气虚为主者，恒以寿胎丸加减温补肾气，佐以健脾之类，如葛根、山药，使谷安精生；若系肾精虚者，以归肾丸填精补髓，佐以当归、鸡血藤等养血；若系肾阴虚者，以三才乌梅汤（三才汤加乌梅）合二至丸加减，以滋阴清热生精为主，佐以巴戟天、淫羊藿等助阳；若系脾气虚为主者，以黄芪四君子汤健脾补气生血，佐以菟丝子、枸杞子等补肾醒肾；若系脾肾并虚者，以寿胎四君子汤健脾补肾，佐以鸡血藤、当归等疏气理血；若系脾虚夹痰湿者，以四君子二陈汤，佐加泽兰、瞿麦等通经利湿之品。

魏教授认为妇科疾患多以血伤为主，但血病必然累及气，气分之水阴不足则阳气乘阴而干血，阴分之血液不足则津液不下而病气，故治疗上应从血气入手，根据气血之偏颇，或重于气或重于血，或血气并重。临床治疗偏于血（虚）病者予以四物汤，佐以疏肝调气之品；偏于气（郁）病者予四逆散加减，佐以当归、熟地黄等品养血柔肝；若系气血交虚，予参芪四物汤加减，佐以菟丝子、覆盆子等味补肾填精；若系气血郁滞，予四逆散合四物汤加减，佐以山药、葛根等品健脾护胃、疏郁通补相结合。

魏教授认为湿邪致病在妇科疾患当中尤以盆腔炎为多，但月经疾患亦不少。月经初来，感受湿邪，湿邪乘虚内陷营血分，干忤冲任，除湿不及则日久留滞，损伤机体阳气，穷必及肾，肾虚气馁，天癸分泌不及则月经后期、量少；脾胃居中焦，《素问·六微旨大论》谓："太阴之上，湿气治之，中见阳明……阳明之上，燥气治之，中见太阴。"燥湿相兼，共同维系脾升胃降的生理状态，若饮食肥甘厚味，多导致中焦阳明燥化不及与太阴湿化太过的病理结局，形成痰湿中阻，而冲脉隶属于阳明，痰湿顺势而下，阻塞胞宫胞脉，络痹血滞，亦可导致月经过少；太阴脾为中焦湿土，其生理之气为湿，若太阴脾气或脾阳素体交虚，则外湿必从其类，内湿引动外湿，影响血气化生，化生乏源，冲任不能满溢，故见月经量少等诸多变症。体质因素与地域、时令、饮食因素单个或多个相交为病，多导致妇女经候失调。

魏教授根据相关针灸学理论提出"治病之要，药至而有效"的观点，根据患者临床症状，谨守病机，辨证运用中药足浴，直接刺激足部穴位，激发经气，调理脏腑，疏通经络，以达到防病祛邪的目的。如肾精亏虚者，予以归肾丸加减化裁；脾肾不足者，以寿胎丸合四君子汤加减化裁；肝郁血滞者，予以四逆散合四物汤加减化裁；肝郁脾虚，痰湿阻滞者，予以四逆散合四君子汤加京半夏、瞿麦等化裁。具体方法：利用口服中药所剩的药渣重复煎一次，所煎的药水及药渣一起倒入木盆，水温一般保持在40℃左右，水量以没过三阴交穴为佳，双脚放入药水中浸泡10～30分钟，然后用手按摩脚心。用药水浴足后坐在床边，将腿屈膝抬起，放在另一条腿上，膝心歪向内侧。按摩左脚心时用右手，按摩右脚心时用左手，交替按摩，直到局部发热为止。动作要缓和、连贯，轻重合适。刚开始速度要慢，时间要短，适应后再逐渐加快按摩速度。

魏教授根据针灸学相关理论，认为耳穴压丸法有温肾通络、调通冲任等作用，将耳穴压丸法运用于防治妇科月经类疾病。耳穴取穴：子宫、肾、肝、脾及三焦以调理冲任，理气血；卵巢、内分泌以调节生殖内分泌功能；肾、脾以补先后天之不足。治疗4次为1个疗程，连续治疗2～3个疗程。

三、诊疗验案

验案一：四逆散合三子汤等加减治不孕

张某，女，37岁。2010年12月29日初诊。

主诉：未避孕未孕 2 年，月经量少 1 年。患者自 2008 年人流术后，备孕未孕，检测先天性宫内感染及围产期感染而引起围产儿畸形的病原体（TORCH）、不孕不育抗体及宫腔镜检查均未见异常。男方相关检查亦未见异常。近 2 年来未避孕未孕，伴随经量渐进性减少，遂来调理。月经 13 岁初潮，周期尚准，经期 3 ～ 5 日，量中等，色红夹块，经行腰酸，白带正常。生育史：孕 4 次，人流 4 次。末次月经：2010 年 12 月 28 日，现经行第 2 日，量少（约正常量的 1/2），色鲜红、夹血块，经前乳胀腰酸。现诊症见：急躁易怒，腰酸，大便干，舌淡红，苔黄腻，脉弦细。既往 B 超监测卵泡均提示卵泡发育不良，内膜偏薄。中医诊断：不孕症，月经过少。辨证属肾虚肝郁。西医诊断：继发不孕，月经不调。治疗予以补精养血，疏肝健脾。处方以四逆散合三子汤加味。方药：醋柴胡、当归各 10g，太子参、冬瓜子各 30g，枳壳、白芍、菟丝子、覆盆子、桑椹、桔梗、石斛、山药、鸡血藤各 15g，6 剂，每日 1 剂，水煎服。补益调经合剂口服调经，逍遥丸口服疏解情怀，压耳穴以促卵泡发育，中药足疗（口服方复煎用于足疗）以治月经过少，6 次。

2011 年 1 月 5 日二诊：末次月经 2010 年 12 月 28 日，5 日净，经量少，但较前略增多，色红无块，经前乳胀。现腰酸，情绪较前好转，纳食欠佳，舌淡红、苔薄黄，脉沉弦。当日 B 超显示：内膜厚 0.6cm，最大卵泡约 0.9cm×0.7cm。辨证属脾肾不足兼肝郁，予以寿胎丸合三子汤加减：菟丝子、桑寄生、续断、桑椹、覆盆子、山药、莲子、石斛、鸡血藤各 15g，党参 20g，巴戟天、淫羊藿、当归、制香附各 10g。6 剂，每日 1 剂，水煎服。中药足疗 6 次（口服方复煎用于足疗）。

患者分别于 2011 年 1 月 18 日、2 月 16 日就诊，诊断辨证未有较大变化，守方以寿胎丸合四逆散加减以填补肾精、疏肝理气，佐以养血。

3 月 12 日五诊：末次月经 2 月 25 日，量略少，但较前明显增多（约 1/3），现月经周期第 15 日，腰酸烦躁，舌红，苔薄白，脉弦，当日 B 超提示内膜 0.6cm，最大卵泡约 1.1cm×0.9cm，效不更方，6 剂。食疗方（涌泉散）4 剂。

4 月 23 日六诊：停经 57 日，检查提示血人绒毛膜促性腺激素（HCG）阳性，诊断为早早孕，宫外孕待排。刻下腰酸倦怠，纳呆，舌淡红，苔白腻，脉细滑。辨证属脾肾气虚，以寿胎丸合四君子汤加减。方药：白术 20g，菟丝子、桑寄生、续断、党参、茯苓、覆盆子、山药、巴戟天、葛根、石斛各 15g，莲子 10g，6 剂；维生素 E 胶丸，每次 100mg，每日 2 次，口服；叶酸，每次 0.4mg，每日 1 次，口服。建议入院行中西医结合保胎治疗。

按语：本案患者未避孕未孕 2 年，月经量少 1 年。肾藏精而主生殖，患者数次人流，金刃损伤肾气，肾气亏虚，故而不孕。《傅青主女科》谓"经水出诸肾"，肾气虚馁，精血互化不及，故见其月经量减少。肾气亏虚，精亏血少，肝体失养，故见情绪急躁。腰为肾之府，肾虚则外腑失荣，故见腰酸。病变部位主在肝肾，治疗恒以补肾健脾疏肝为主法，补肾疏肝不忘养血活血，滋补先天不忘后天，使谷安精生，以后天臻养先天。处处顾护阴血，平补气血，气血化生有源。通过 5 个月余的中医综合特色疗法，使患者肾气得充，精血得养，经调子嗣。

验案二：四逆合四物汤加减治不孕

朱某，女，40 岁，已婚。2013 年 4 月 27 日初诊。

主诉：月经量少 4 个月余。13 岁初潮，经期 5 日，周期 25 日，量中，色鲜红，少块，无痛经。孕 2 产 1，人流 1 次。患者于 2012 年 12 月行取环术，术后月经量减少，月经经期 1 日，周期 32 日，量少（比平常少 2/3），色暗红，无块，无腹痛腰酸，经前乳胀。末次月经 2013 年 4 月 5 日。现纳可，眠差，多梦易醒，精神可，情绪可，工作压力大，口干欲饮，无口苦，二便调，舌暗有瘀点，苔薄白，脉弦滑。B 超及性激素检查无异常。西医诊断：月经量少。中医诊断：月经过少。辨证为肾虚肝郁血滞。治以补肾疏肝、养血益气调经，方拟四逆合四物汤加减。方药：醋柴胡 10g，白芍 15g，枳壳 15g，熟地黄 10g，当归 10g，川芎 10g，川红花 10g，川牛膝 15g，制香附 10g，广木香 15g，怀山药 15g，巴戟天 15g。6 剂，水煎服，每日 1 剂，分 3 次服。

服药 10 日后，于 2013 年 5 月 7 日复诊。服药后月经 4 月 29 日来潮，量稍增多，色红，无血块，无腰痛，无痛经，无经前乳房胀痛，纳眠可，作息规律，情绪可，二便调，舌质红，苔薄白，脉细滑。方用寿胎丸合四逆散加减。方药：菟丝子 15g，桑寄生 15g，续断 15g，桑椹 15g，覆盆子 10g，山药 15g，枸杞子 10g，黄精 15g，南沙参 20g，柴胡 15g，粉葛 15g，白芍 15g，枳壳 15g。6 剂，水煎服，每日 1 剂，分 3 次服。另予紫河车粉 12g，每次 1g，每日 3 次，兑入药中同服。食疗五味方：太子参 15g，山药 15g，黄芪 15g，枸杞子 10g，莲子 15g，加入乌鸡或者鲤鱼炖汤服，4 剂，2 日 1 剂。

连续治疗 1 个月后，经量较前增加 1/3，周期 25 日，色红，无血块，无腰酸腹痛，无经前乳胀。上法连续治疗3个月，经量基本恢复正常。

  按语：患者年届六七，三阳脉衰，精血不足，血海空虚，以致经量减少，加之取环术后，金刃损伤冲任、气血，致冲任失调，气血运行不畅，亦致月经量少。气血亏虚，心失所养，则见失眠易醒等症。初诊恰逢经前期，以四逆四物加减，疏肝行滞、活血通经。复诊为月经干净后，选用寿胎丸合四逆散加减，补肾疏肝、养血益气。辅以紫河车粉益肾填精，食疗方补肾健脾益气。综上，在经间期以寿胎丸合四逆散加减，补肾疏肝、养血益气，肾精充足，气血充盈，冲任得养，经血自能满溢，故能应时而下。经期以四逆四物加减，疏肝行滞、活血调经，使得经血能够畅行而下，同时活血调经，可祛瘀而生新，正是取"旧血不去，新血不生"之意，为下一周期补肾打好基础。两法合用，使得经血来源充足，来路通畅，故月经应时按量而下。

验案三：四逆消瘤三川加减治不孕

尹某，29岁。2017年1月9日初诊。

主诉：反复阴道不规则出血半年。患者平素月经规律，量适中，色暗红，夹血块，伴小腹隐痛、腰酸。患者近半年来无明显诱因反复出现阴道不规则出血，LMP 2016年12月16日，至今未干净。现月经第24日，量偏多，色暗红，夹血块。PMP 2016年10月12日至2016年11月28日（47日干净，11月22日至11月27日量多，余量少，色暗红，少血块）；白带量偏多，色黄；偶有外阴瘙痒，无异味。现症：

阴道出血，量偏多，精神可，情绪急躁易怒，纳眠可，小便调，大便燥结，舌淡红，苔黄，边有齿痕，脉沉细。辅助检查：2017年1月1日超声，子宫大小约4.8cm×5.1cm×4.9cm，内膜0.7cm（单层），内膜回声不均匀；今日超声，子宫前后径4.6cm，内膜0.7cm（单层），内膜回声不均匀，宫内探及1.2cm×0.4cm稍强回声。妇检：外阴（－）；阴道通畅，少许拉丝状白带；宫颈糜烂；子宫、附件未扪及异常。中医诊断：崩漏；胞宫息肉。辨为肝郁血瘀夹湿热证。西医诊断：子宫内膜息肉；异常子宫出血。患者月经第24日未净，急则治标，故治疗以止血为主，方拟四逆消瘰汤加减4剂（柴胡、白芍、牛膝、红花、川芎、夏枯草、浙贝母、牡蛎、茜草、益母草、冬瓜子各15g，甘草5g等），活血化瘀通经，以通为止。因患者有贫血，故予多糖铁复合物生血，予氨甲环酸、宫血宁（血净3日后停用）对证止血。

二诊：2017年2月23日。服上方4剂后，阴道出血明显好转，药后大便燥结好转。超声示子宫前后径4.6cm，内膜0.7cm（单层），内膜回声欠均匀，其内见数个小泡状回声区。现为月经周期第43日。治疗予四逆消瘰汤加减8剂（柴胡、白芍、夏枯草、浙贝母、瓦楞子、鸡内金、败酱草各15g，黄芪20g，甘草5g等），继续予多糖铁复合物，加用地屈孕酮胶囊健全黄体发育，防止经间期出血。

三诊：2017年3月28日。服上方8剂后经期恢复正常，痛经及腰酸明显改善。现欲行孕前调理。LMP 2017年3月9日至，5日干净，量中等，色暗红，无痛经，少血块，无腰酸。辅助检查：B超示内膜0.4cm（单层），宫腔内似查见直径0.4cm的稍强回声，考虑宫内膜息肉可能。后经3个月随诊，患者月经周期、经期均恢复正常，复查 B 超发现子宫内膜息肉较前明显缩小，现治疗以促排卵助孕为主。

按语：魏绍斌教授认为气为血之帅，气行则血行，血行瘀自除，故治疗本病时选用四逆散合消瘰丸作为基础方，四逆散出自《伤寒论》，由柴胡、枳实、白芍、甘草组成。该方精炼，配伍恰当，共奏疏肝理气之效，使气行则血行，邪去郁解，气血调畅，息肉自除。消瘰丸出自清代，一见于程国彭的《医学心悟》，二见于邹岳的《外科真诠》。两方药物均有玄参、贝母、牡蛎，后者加用夏枯草，本为治疗瘰疬、痰核之名方。魏绍斌教授认为子宫内膜息肉为有形之实邪，异病同治，取其软坚散结之功，常佐连翘、半枝莲等清热化瘀之品。

验案四：四逆四子汤加减治不孕

李某，女，28 岁，已婚，G1P0^{+1}。2010 年 9 月 13 日初诊。

主诉：月经周期推后 10 余年，未避孕未孕 4 年。既往月经周期推后，13 岁初潮，经期 7 日，周期 40 ～ 60 日，量中，色红，无血块，经前乳房胀，腰酸胀痛，经行上述症状减轻。2006 年行人工流产 1 次。此后一直未避孕未孕，2007 年 6 月在外院行"输卵管碘油造影"未见异常。LMP 2007 年 9 月 9 日，4 日净，量少，色暗红，血块少。经前乳房胀，腰酸胀痛。白带量多，色淡黄，无异味及瘙痒。现觉畏寒，疲乏无力，情绪欠佳，纳眠可，大小便正常。舌淡苔白，脉弦细。诊断为月经后期、不孕症。辨证为肝郁肾虚。治以补肾疏肝，活血调经助孕。拟四逆四子汤加减。方药：柴胡 10g，白芍 15g，枳壳 10g，覆盆子 15g，菟丝子 15g，桑椹 15g，枸杞子 10g，太子参 30g，当归 10g，鸡血藤 15g，莲子 15g，荆芥 15g，怀山药 15g，石斛 15g。6 剂，水煎服，每次 100mL，每日 3 次。

二诊（2010 年 10 月 14 日）：服药后无不适，现周期 35 日，症状如前所诉，舌淡，苔白，脉弦细。拟寿胎圣愈汤加减。方药：桑寄生 15g，续断 20g，菟丝子 15g，阿胶 10g（烊化），党参 20g，黄芪 20g，当归 10g，熟地黄 10g，川芎 10g，白芍 15g，石斛 15g，巴戟天 10g，制香附 10g。6 剂。嘱其测 BBT，1 周后监测卵泡。

三诊（2010 年 10 月 23 日）：停经 44 日。现感冒（咽痒、鼻塞、微咳嗽），今晨感腹胀，怕冷，纳眠可，二便正常。舌淡，苔白微腻，脉浮。本院 B 超提示：子宫前后径 3.6cm，内膜厚 0.6cm（双层），探及最大卵泡约 0.9cm×0.8cm。因患者感冒，夹有湿邪。治以疏肝理气，燥湿化痰。拟四逆二陈汤加减。方药：柴胡 10g，枳壳 10g，白芍 15g，陈皮 15g，法半夏 15g，茯苓 15g，荆芥 15g，薄荷 10g（后下），白芷 10g，泽兰 15g，川芎 10g，羌活 10g。8 剂。嘱其测 BBT。

四诊（2010 年 11 月 13 日）：停经 56 日，BBT 升高 15 日。纳眠可，二便正常。舌淡，苔白，脉细滑。今日激素：P 17.9ng/mL，E_2 281.9pg/mL，血 HCG 36mU/mL。诊断为早孕、异位妊娠待排。拟寿胎四君汤加减。方药：桑寄生 15g，续断 20g，菟丝子 15g，太子参 20g，白术 15g，茯苓 15g，覆盆子 15g，石斛 15g，怀山药 15g，黄芩 10g，女贞子 15g，生地黄 10g，陈皮 10g。6 剂。嘱其 3 日后复查血激素；若出现明显的腹痛、阴道出血，及时就诊。

按语：《素问·上古天真论》首先提出了"肾气盛，天癸至，任脉通，太冲脉盛，月事以时下，故有子"的受孕生理。肾虚阳气虚弱，生化失期，不能摄精成孕。在《万氏妇人科》中指出"女子无子，多因经候不调……此调经为女子种子紧要也"。肝血下注冲脉，司血海之定期蓄溢。肝气郁结，冲任不能相资，不能摄精成孕。此案为肝郁肾虚导致的月经不调、不孕症，通过补肾疏肝、活血调经得以受孕。选用四逆散解郁舒畅气机，寿胎四子汤滋补肾精，圣愈汤（即参芪四物汤）补益元气，助气血生化，加用巴戟天温肾益精，制香附疏肝理气调经，泽兰活血通络调经。通过上述诸药加减运用，共奏补肾益精、疏肝理气、养血调经助孕之功。肾中精气充足，肝气疏泄条达，冲任得养，胎孕可成，病归痊愈。

四、经验发微

魏绍斌教授认为不孕症的辨治需病证结合，总结出种子先调经、助孕必治带、病证同相参、怡情适交合的方法治疗不孕症。其中调经以太过、不及分类论治，助孕治带以化湿祛浊、扶正祛邪为主，病证结合，审证求因，分清排卵、输卵管、免疫异常等不同病因辨治，同时注重调节情志，把握氤氲时机，特色鲜明，疗效满意。

1. 种子先调经　不孕症常伴随月经失调，或经乱无期，或经间期出血，或月经量多等。魏绍斌教授认为月经病可归纳为两大类，即月经病之"不及"与"太过"。"不及"包括月经过少、月经后期、闭经等，"太过"包括月经先期、月经过多、经期延长、崩漏等，治疗以补肾疏肝养血和清热凉血化瘀两大治法为主。因四川盆地气候多湿，无论"太过"还是"不及"均可夹湿，故治疗常配以健脾祛湿、淡渗利湿、清热除湿等大法。

魏绍斌教授认为，月经病之"不及"以肾虚血亏、冲任失调为主要病机，或兼肝郁、血滞、痰湿，常用寿胎健固汤、归肾丸、参芪寿胎四子汤（菟丝子、枸杞子、覆盆子、桑椹）加减以补肾益精、益气养血。兼肝郁者加四逆散疏肝理气养血，兼血滞者常用四物汤合三川汤（川牛膝、川芎、川红花）以活血调经，肾虚夹痰湿者常用寿胎薏苡方（菟丝子、桑寄生、续断、苍术、泽兰、山药、粉葛、生黄芪、薏苡仁、覆盆子、鸡血藤、当归、巴戟天等）加减以补肾益精、除湿化痰，主要用于多囊卵巢综合征患者。而月经病的"太过"又以湿热瘀结或肝郁血热为主要病机，治以清热除湿、凉血化瘀止血为主。同时常用四逆散合四妙丸坤茜汤或丹柏四逆散坤茜汤加减，以清湿凉血止血，或清肝凉血止血，酌加蒲公英、马齿苋、蒲黄炭等清湿化瘀之品，或白茅根、地榆炭、槐花、茜草炭等凉血止血之品。若兼气虚者，合用举元煎益气固冲止血，兼气阴两伤者常用生脉散益气养阴止血。并强调调经种子之法，以补肾气、益精血、养冲任、理气血、清湿热、除肝热为总则，使阴阳气血调和，经血畅达则种子有望。

2. 助孕必治带　外感湿热或内生湿邪导致带下异常，可影响两精相合，从而影响受孕。《傅青主女科》有云："夫带下俱是湿证。"湿邪致病途径有二，或外湿内侵，损伤任带，侵袭胞宫胞脉，或肝、脾、肾脏腑功能失常，水湿内生停聚。魏绍斌教授认为带下病以虚实夹杂证和实证为主，其中前者以脾虚夹湿或脾虚夹湿热为主，脾气虚常用四君子汤、完带汤加减以益气健脾除湿；后者以肝经湿热下注为主，肝经湿热证常用四逆散、四妙散酌加蒲公英、贯众、马齿苋、败酱草、鱼腥草等清热利湿之品，配合银甲片以清热利湿止带。病情反复发作者，酌加玉屏风散益气健脾、扶正祛邪。临床中带下病涉及阴道炎、子宫颈炎症、盆腔炎等诸多疾病，在辨证的基础上，针对外阴阴道假丝酵母菌病反复发作者加用玉屏风散以扶正祛邪，宫颈 HPV 感染加白芷、白土苓、白花蛇舌草、鱼腥草以解毒祛湿，盆腔炎反复发作者常合用玉屏风散、红景天以扶正祛邪。通过健脾化湿去浊以扶正祛邪，或清利肝经湿热以祛除实邪之法，结合不同疾病辨治达到调带种子的目的。

3. 病证同相参

（1）排卵障碍性不孕：在临床辨证的同时，魏绍斌教授从不忘辨病治疗。排卵障碍是不孕症的重要原因之一，临床通过观察患者基础体温、超声监测排卵及检查排卵后孕酮水平等都可判断患者的排卵功能，认为此类病症需根据月经周期辨期施治。排卵前期常滋肾养阴，佐以疏肝之品以盛天癸，促进卵泡发育成熟，如寿胎四子四逆散等。排卵期往往在辨证的基础上加用补肾、活血、利湿、通络之品以促排卵，酌情加用巴戟天、淫羊藿等温补肾阳，或加鸡血藤、丹参、当归、泽兰等养血活血，或加薏苡仁、苍术等利湿祛浊，或加路路通、丝瓜络等活血除湿通络，同时配合耳穴贴压（心、肝、肾、皮质下、内分泌、盆腔）、艾灸（气海、关元、中极、三阴交等）等促进卵泡排出。经前期阴盛阳生而渐至重阳，子宫内膜增厚，此期应补肾健脾、养血活血，以寿胎四君子汤加减。若未能受孕、月经量少者，可选四逆四物三川汤加减，以活血通经。

（2）输卵管阻塞性不孕：盆腔炎反复发作致输卵管阻塞、两精不能相合，以致不孕。魏绍斌教授认为本病中医的根本病机是瘀阻脉络，或兼气滞、寒湿、湿热。在辨证的基础上需合理选用通络药物，如行气通络、活血通络、除湿通络、散结通络等。行气通络常用柴胡、香附、郁金、佛手、荔枝核、木香、川楝子等，除湿通络常用薏苡仁、路路通、丝瓜络等，活血通络常用红花、大血藤、鸡血藤、忍冬藤、丹参等，散结通络常用莪术、三棱、橘核、荔枝核等。同时，输卵管疾患多由盆腔炎引起，部分伴随附件区炎性包块者可辨证选用消癥散结药物，提出"消癥四法"，即化瘀消癥常用三棱、莪术、三七等，除湿消癥选用猪苓、茯苓、蒲公英、半枝莲、皂角刺、苍术、大血藤等，散结消癥常用生牡蛎、海藻、昆布、夏枯草、浙贝母、瓦楞子、刘寄奴等，益气消癥则用南沙参、黄芪、白术、防风、红景天等扶正以祛邪。子宫内膜异位症引起的盆腔粘连也可导致输卵管阻塞，从而引发不孕，故辨治子宫内膜异位症不孕首先治本，针对子宫内膜异位症从湿热瘀结立论，常用四逆失笑金铃子散加减。形成卵巢巧克力囊肿者，酌加三棱、莪术、浙贝母、皂角刺化瘀消癥。中医认为离经之血皆是瘀血，瘀阻日久，结节成形，两精不能相合，可致不孕。辨治常用"二期疗法"，经期采用行气止痛、化瘀止血法，常用四逆金铃失笑散加减；非经期则用活血化瘀、祛痰除湿、消癥散结法，常用蒲翘消瘰丸合失笑散加减，以化瘀散结消癥，配以内异康复片口服、妇安宁栓直肠给药，内外合治，以增强疗效。待临床症状、体征改善后，常用四逆四君汤合玉屏风散益气扶正以助孕。若兼肾虚者，酌加仙茅、淫羊藿、巴戟天等温肾助阳。针对输卵管阻塞性不孕，魏绍斌教授在经后排卵前，常辨证选用肾虚血瘀、湿热瘀结等中药封包外敷下腹部，以及辨证选用中药保留灌肠，内外合治，以增加临床疗效。

（3）免疫性不孕：免疫性不孕是由生殖系统抗原的自身免

疫或同种免疫引起，单纯的免疫功能失常或由于子宫内膜异位症、子宫腺肌病、盆腔炎性疾病等导致的免疫功能失常，均是引起不孕的原因。魏绍斌教授认为本病主要由脾肾亏虚、肾中精气不足、脾气健运失常所致，并与湿热瘀阻等有关，临床常用寿胎四君子汤加减以补肾健脾，辅以清热、除湿、祛瘀之法，配合玉屏风散、红景天以益气扶正，同时配合适当方式避孕，从而减少免疫性不孕抗体的产生，减轻免疫反应。现代研究认为，玉屏风散具有免疫增强作用，而红景天也有双向免疫调节作用，故临证也常选用，同时配合艾灸气海、关元、中脘、足三里等穴位以健脾益气，临床疗效较为满意。

4. 怡情适交合 不孕症患者怡情调摄非常重要。近代医家秦天一曾谓："女子以肝为先天，阴性凝结，易于怫郁，郁则气滞血亦滞。"女子以血为本、以肝为用，女子久不能孕，情志致病，忧思抑郁，扰乱气机，气机不畅，肝气郁结，郁而化火或致肝经湿热而加重病情，形成恶性循环。患者因不孕，又受到来自家庭、外界多方的压力，更加重了情志问题。故魏绍斌教授治疗不孕症强调重视心理治疗，调节情志，适时以言语进行宽慰疏导，以增加患者治疗的耐心和信心；同时指导患者与配偶多进行有氧运动或外出旅游，培养兴趣爱好，以放松心情。待情志畅达、内外平和，再寻求氤氲之时，如白带透明量多、基础体温由低转高、B超显示近排卵期之时交合，可增加妊娠机会。

参考文献

[1] 程建华，冯婷婷，徐玉琴. 魏绍斌教授治疗月经过少经验介绍 [J]. 新中医，2013，45（2）：171-173.

［2］田静，罗云林，杨顺．魏绍斌辨治月经过少经验［J］．湖南中医杂志，2014，30（10）：27-29．

［3］王梅，魏绍斌．魏绍斌教授治疗子宫内膜息肉经验［J］．世界最新医学信息文摘，2017，17（95）：175-176．

［4］刘龙，黄金燕，胡云华．魏绍斌教授采用补肾疏肝调经法治疗不孕症的经验［J］．云南中医中药杂志，2011，32（6）：3-5．

王小云治验

一、名中医简介

王小云，教授，全国第五批老中医药专家学术经验继承工作指导老师。师从广东省名老中医李丽芸教授、国医大师路志正教授、腹针创始人薄智云教授。创立"中医情志疗法"操作规范。长期从事中西医妇科临床、科研及教学工作，发挥中医综合疗法的优势，采用内外合治、针药并施、食药配合、身心同治等方法治疗疾病。对妇科辨证论治颇有建树，尤擅长以中医药各种方法治疗女性内分泌疑难病症。主持和参与国家级、省部级、厅局级、院级科研课题共10多项，出版学术专著5部，发表相关论文近30篇。获科技成果奖4项。

二、辨治心法（经验、要点）

王小云教授强调，临证以八纲辨证作为辨证思维的总纲，诊病首先分清阴阳，接着定下病位所在脏腑，然后分辨表里、寒热、虚实，再根据机体失调情况定出治则治法。

1. 运用中医理论，辨证施治 王小云教授十分重视中医辨证论治的学术思想，认为论治必先辨证；提倡对传统医学要善于继承，勇于创新。其学术思想以"阴阳五行"为主导，认为疾病的发生和发展主要是脏腑、阴阳失调引起的；临证着重从整体观念出发，重视望诊，根据脏腑经络学说，将辨证与辨经相结合，旨在调和脏腑阴阳。

王小云教授长期致力于中医基础理论与临床研究，在妇科临证中擅长用阴阳五行、脏腑经络、四诊八纲等中医基础理论。辨证论治应根据阴阳五行的变化规律加以综合分析，认识疾病的本质，施治时运用与疾病偏盛的相反作用，调理阴阳，使之在新的基础上恢复新的平衡，以纠正人体阴阳失调的状况。王小云教授尤其注重阴阳五行及脏腑经络辨证，擅长以脏腑五行相生相克的关系作为临床诊治的依据。

2. 四诊合参，尤重望诊 王教授认为，对寒热虚实的分辨需四诊合参，尤擅望诊。望诊首先望神，主要观察患者的神志、眼神和精神状态。望神之旺与衰，确是形体强与弱的重要标志之一。由于神是以精气为物质基础的，是脏腑气血盛衰的外露征象，所以通过望诊可辨虚实，尤其重在察目。在望诊的基础上，结合舌脉等综合考虑。

3. 异病同治，重辨证轻辨病 王教授认为，现代社会节奏及心理模式的变化，人的病情错综复杂，常是多种综合因素造成的结果，所以西医总是做大量的检验。但如何对待西医学的检查结果，怎样透过现象看本质，通过两种不同的思想和理论体系，真正运用独特的中医理论去辨证论治，是当代中医更应该重视和解决的问题，这关系到中西医结合的道路到底应该怎么走。王教授在运用中药调治前会做相关的西医检查，在明确诊断之后，采用中医辨证的方法治疗，重辨证而轻辨病。

4. 重视心身同治 在妇科疾病的诊治过程中，王教授临证必查患者心性，遇性情怪僻易怒者、焦虑忧心者，不仅治以药石，还必劝以良言，必要时进行情志治疗，指导患者认识疾病，减轻对疾病的恐惧心理。在具体应用时，王教授强调通过语言开导与患者进行心灵交流，诱导患者尽吐其情，找出疾病的根源。在交谈中告知患者，医师能够感同身受，并肯定其不适，从而获得患者的信赖。当患者消除戒备心后，再运用合理巧妙的语言引导患者将悲伤抑郁等情绪的来由如实相告，了解引起患者情绪异常的不良事件。在其诉说时耐心倾听，并运用动作、眼神等来强化患者的感受，促使患者毫无保留地倾诉，从而全面了解其发病原因及过程，以便有的放矢地进行言语开导。当了解患者的病源之后，不是裁判其是与非，而是据其性格喜好等特点，顺从其意志、情绪，结合症结所在选择谈话内容，并掌握好时机，因势利导，促使患者随心所欲、尽情地宣泄情感。

在用药方面，王教授认为岭南气候湿热，加之受饮食习惯的影响，岭南人体质多以阴虚、气虚或其他兼夹证多见，然而多虚不受补。因此王教授少选苦寒泄热及大热辛燥之品，用药多平和轻柔，兼顾岭南妇女阴虚燥热的体质，善用鸡蛋花、木棉花等以利湿化浊。

三、诊疗验案

验案一：胶艾汤加减治不孕症

患者，女，32岁。2012年10月初诊。

主诉：闭经3个月余。患者17岁初潮，月经稀发，30～90日一行，三四日净，量少。末次月经为2012年7月8日。

平素情绪抑郁，易疲倦，潮热汗出明显，带下量少，阴道干涩，性欲下降，记忆力明显减退，腰酸，食纳一般，眠差、多梦易醒，二便调，舌暗红、苔薄黄，脉细数。既往史：平素身体健康。婚产史：已婚，孕0。此次月经停闭后多处求治无效。初诊做血液生殖激素水平测定，雌二醇（E_2）11pg/mL，促卵泡激素（FSH）98.29U/L，黄体生成素（LH）24.55IU/L；B超示子宫后位，大小41mm×32mm×45mm，内膜5mm，左卵巢24mm×15mm，右卵巢26mm×15mm，双卵巢偏小，内均未见优势卵泡回声。时隔2个月后复测血液生殖激素水平，E_2 28pg/mL，FSH 68.24U/L，LH 22.41U/L。西医诊断：卵巢早衰。中医诊断：月经后期。辨证为肾虚肝郁型。方药：熟地黄30g，鹿角胶15g（烊化），女贞子30g，山萸肉25g，当归10g，郁金10g，牡丹皮15g，茯苓15g。14剂，水煎服。配合服用中成药养阴舒肝胶囊，每次4粒，每日3次；并予中医情志治疗。

二诊：服药后精神好转，潮热汗出明显减轻，但月经尚未来潮。在上方基础上将女贞子改为15g，减去鹿角胶、山萸肉、牡丹皮；酌加墨旱莲15g，生地黄15g，麦冬15g，赤芍15g，地骨皮10g，又服21剂后，诸症减轻，月经于2013年1月31日来潮。

此后又连服初诊方加减用药3个月，月经每月按时来潮。末次月经2013年4月10日，监测基础体温示高温相持续23日未降，遂于2013年5月13日查血人绒毛膜促性腺激素（HCG）6987.2IU/L，孕酮（P）106.07nmol/L，提示妊娠。足月顺产一孩，身体健康。

按语：本案中患者素来情绪抑郁，故治疗从温肾疏肝着手，中药以胶艾汤加减化裁。方中熟地黄、鹿角胶两药补肾填精为君药；女贞子、山萸肉在增强补肾作用的同时尚可清热；酌加郁金、牡丹皮、当归补而不滞，活血理气，以防脉络瘀滞；再配合情志疗法，强调从肝论治，"万病不离乎郁，诸郁皆属于肝"。多管齐下，从根本上滋肾温阳、疏肝解郁，改善体质，激发肾主生殖的功能，促进卵巢功能恢复，帮助排卵，从而促成生育。

验案二：当归芍药散合胶艾汤加减治不孕症

患者，女，38 岁。2013 年 4 月 9 日初诊。

患者闭经 2 年，伴原发性不孕 5 年，15 岁初潮，经色、周期尚可。2010 年结婚后，月经量渐少，伴后期，末次月经 2011 年 1 月，至今 2 年余仍未潮。现白带量少，性欲减退，腰酸，头晕，纳呆眠差，形体消瘦。4 月 9 日 B 超：子宫、双卵巢均偏小。性激素水平：E_2 29pg/mL，FSH 100.49U/L，LH 41.31U/L。舌淡红，苔薄，舌根微腻，脉弦细。西医诊断：卵巢早衰。中医诊断：闭经。辨证为肝肾阴虚型。方药：当归 15g，熟地黄 20g，白芍 12g，吴茱萸 5g，艾叶 9g，阿胶 15g（烊化），怀牛膝 10g，白术 15g，茯苓 12g。14 剂，水煎服。

二诊：药后月经仍未潮，但带下量增多，大便干，舌淡红，苔薄，脉细。继服上方，加淫羊藿 10g，肉苁蓉 12g，14 剂，水煎服。

三诊：服药后月经 5 月 7 日来潮，4 日干净，第 1 日量多、色红、质稠，后减少，无腹痛，舌淡红，苔薄，脉细。继服上方 14 剂。

四诊：无不适，舌淡红，苔薄，脉细。于上方去吴茱萸、艾叶，加仙茅 10g，鹿角霜 15g，21 剂，水煎服。

五诊：患者近 3 个月月经按时来潮，之后原方调理，2014年 3 月顺产一男婴。

　　按语：本案患者月经量少，后期渐至闭经，且形体消瘦，为"血枯"经闭，故治疗方面以充为主，肝、脾、肾三脏同调，方用四物汤养血调经，茯苓、白术健脾以助生血之源，此养血中兼以培土之法，用牛膝养血活血调经，充盛中兼有流通之机，熟地黄、阿胶养肾中精气。然精为火宅，火衰则精与血皆衰，畏冷，性欲减退，选用鹿角霜、淫羊藿、肉苁蓉、仙茅等温润之品温肾填精。表面上为温肾药物的堆砌，但所选药物均温而不燥，且与养肾精的熟地黄、阿胶同用，达到阴阳双补、阴中求阳。肾乃水火之宅，待阴生阳长，生理功能强盛，则月经按时来潮，受孕之期指日可待。现代药理研究证明：长期使用泽泻会对肾造成一定的损伤，故将泽泻去掉。现代文献研究报道当归芍药散在妇科疾病的运用，减去泽泻的频数亦最多。所加味的药物以补虚药最多。胶艾汤调补冲任，固经养血。加牛膝养血活血调经，鹿角霜、淫羊藿、肉苁蓉、仙茅等温润之品温肾填精。全方肝、脾、肾三脏同调，补而不滞，多管齐下，从根本上改善体质，激发肾主生殖的功能，促进卵巢功能恢复，帮助排卵，从而促成生育。

四、经验发微

　　王小云教授作为岭南名医，善于结合当地气候特点辨治不孕症，如根据岭南多湿，易伤脾阳，而长时间的劳作又有损肾气的特点，临床辨治不孕症多注重补益脾肾；肾与命门主导妇女的月经与胎孕，因此重视先后天兼顾，调理气血；根据岭南气候炎热潮湿，妇女易受湿毒、热毒邪气滋扰而发病的特点，治疗不孕症重视湿邪导致的气机失调，善用上焦宣肺畅湿、中焦健脾渗湿、下焦淡泄利湿以祛湿宣畅气机，从而治疗岭南妇女以湿为患的疾病。用药温和，注重顾养脾胃之气，少用破气破血、峻猛攻邪之剂；如治疗卵巢早衰，根据其以虚证为本，其中尤以肾虚为主、肝郁血瘀为标的病机特点，在临床治疗中，着重"养"与"疏"二法，即滋养与疏通并举，滋养以补源，疏通以行经。用药注重以滋肾为主，兼以健脾补肺，佐以理气消导，疏肝祛瘀。补肾注意温肾壮阳与滋肾填精并用，使阴平阳秘，精血俱旺，经水自调。温阳擅用菟丝子、淫羊藿，另多选血肉有情之品，以达阴中求阳，以紫河车、鹿角霜为代表。滋肾常用熟地黄，擅用的药对为女贞子、墨旱莲；顾护脾胃，在于溢血之源，健脾理气不过用辛燥或甘润之品，以免耗伤脾阴或困阻脾阳；还包括补肺启肾，使得金水相生，滋阴养血，以治其本。健脾常用药物有党参、怀山药、茯苓，补肺则选用玄参、桔梗；疏肝祛瘀以条达肝气为主，意在调其疏泄之功，但不用辛香燥烈之品，以免劫津伤阴，耗损肝血；活血祛瘀不用三棱、莪术等破血逐瘀之品，以免耗损气血，使不足之肾精、天癸更见匮乏，血海亦日渐空虚，常选当归、香附、柴胡、鸡血藤等活血通经之品以滋肾养血、通络行经。

　　总之，王小云教授在 30 多年的医疗、教学、科研中，秉承中医经典理论，主张在辨证论治的基础上，充分发挥中医综合疗法的优势，针药并用，取得满意疗效。并且在妇科疾病中重视情志的重要作用，在五行与五志相生相克的理论基础上，吸取前贤精华，结合现代社会特点，在全国首建了规范的中医情志操作方法，对妇科各类疾病的诊疗均取得了良好的临床疗效。

参考文献

［1］曹晓静，王小云．王小云辨治卵巢早衰经验［J］．中医杂志，2015，56（5）：372-375.

［2］陈德慧．当归芍药散治疗妇科病的现代临床应用文献研究［D］．北京：北京中医药大学硕士研究生学位论文，2010.

吴熙治验

一、名中医简介

吴熙，教授，出身于延陵吴氏中医世家，17岁随父习医，又受当代著名中医妇科专家哈荔田、罗元凯指教，系福建省著名中医妇科专家，国家级名老中医。从事中医妇产科临床工作50余年，在妇科诊疗方面经验丰富。擅长不孕症、月经不调、妇科杂症等病的中医药治疗，疗效显著。提倡"经古方不可不用，贵在中病；百家之言，不可不信，贵以验证；药性配伍应熟记，贵在出新"。撰写医学专著和科普著作48部。

二、辨治心法（经验、要点）

吴熙教授在不孕症的诊治中十分重视气血理论，认为"气虚"是不孕症发病的一个重要病机，气虚日久则可致瘀。故在临证中常以八珍汤加活血化瘀药，如泽兰、三棱、莪术、丹参、延胡索、蒲黄、益母草、苏木、茜草、地龙、土鳖虫、牛膝、五灵脂、乳香、没药等，在补益气血的同时达到祛瘀的目的。

对于不孕症伴有月经不调症状的患者，首以调经为第一要务。而调经必调冲任，治疗月经先期、后期、先后无定期等选用滋肾、健脾胃、调肝之法取效显著，方选傅氏定经汤；兼有热象者选滋水清肝饮；兼有寒象者用定经汤加淫羊藿、肉苁蓉、肉桂、小茴香等。对于闭经虚证、月经稀发者选用通补奇经、健脾益气生血等法，方选八珍汤加减，稍佐三棱、莪术等祛瘀之品。此类患者经过一段时间的调理后月经周期正常，往往基础体温可以恢复双相，排卵正常，最终受孕。

针对如盆腔炎性不孕症、输卵管炎症、宫颈炎症等炎症性不孕患者，常用活血化瘀、清热解毒配以利湿止带的方法蠲痹通络，从而促进精卵结合、受精卵着床。常用加味三妙丸（苍术、黄柏、薏苡仁、土茯苓、败酱草、忍冬藤、椿根皮等）止带，加土鳖虫、穿山甲（代）、皂角刺等化瘀通络，自拟吴氏通管汤［莪术、丹参、细辛、大黄、炮山甲（代）、水蛭、当归、桃仁、三棱、红花、甘草等］治疗输卵管阻塞性不孕，达到活血祛瘀、抗炎通络的目的，疗效显著。

对于形体肥胖的不孕症患者，认为多责之于痰湿脂膜堵塞胞宫而不能摄精成孕，治疗时在祛痰之余还善用温补命门火之法温煦脾阳，温化痰湿。常用右归饮加减，寒甚者用张锡纯的温中汤，若畏寒、脉沉细、舌红、苔薄黄者选用五子衍宗丸加减。

对于部分在婚前秉性抑郁、婚后久不受孕，盼子心切，情绪低沉、烦躁易怒的不孕症患者，在药物治疗方面常选"解肝脾心肾四经之郁，开胞胎之门"之方——开郁种玉汤加减。并在药物治疗的同时，耐心地做好思想开导工作，并介绍相关的科普知识，对患者进行科学合理的性生活常识指导，教会患者测量基础体温，于排卵期同房，增加受孕概率。

除此之外，还注重夫妻双方同时检查治疗，以避免在诊治女性不孕中无谓地耗时耗力；孕后注重保胎等措施。

三、诊疗验案

验案一：防己黄芪汤加味治不孕症

史某，女，32岁。2008年9月20日初诊。

主诉：自然流产后未避孕未孕2年余。病史：末次月经2008年9月9日。15岁初潮，平时月经多提前3～5日，色暗红，量中，无血块，经前腹痛乳胀，经行腰酸。白带量多，色黄，无异味。2006年5月，孕50余日自然流产1次，之后避孕3个月，后未避孕未孕。形体肥胖，面色欠华，腰酸，带多便溏，经前腹痛乳胀。曾有盆腔炎史。舌淡胖、边有瘀斑，苔薄白，脉沉细涩。体格检查：形体肥胖，面色欠华，妇科检查：外阴（－）；阴道通畅，见黄色分泌物，稍多；宫颈轻度糜烂；宫体前位，常大，轻压痛；右侧附件区可触及一肿物，径约3cm，质软，界清，活动可，压痛（－），左侧（－）。辅助检查：男方精液检查示正常。（2008年8月）子宫双附件B超示：右卵巢增大，4.57cm×3.7cm，盆腔少量积液。中医诊断：不孕症（湿瘀内结型）；癥瘕（湿瘀内结型）。西医诊断：继发性不孕；右附件肿物。辨证分析：脾虚生内湿，湿邪重浊黏腻，郁滞下焦胞宫，阻遏气机，故带多便溏，经前腹痛乳胀，腰酸，不能孕；舌淡胖、边有瘀斑，苔薄白，脉沉细涩，为气滞瘀阻、湿瘀内结之征。治以健脾活血，散瘀消结。用防己黄芪汤加味。方药：生黄芪 15g，防己 15g，炒白术 15g，茯苓皮 15g，当归 10g，牡丹皮 6g，赤芍 10g，生地黄 12g，制大黄 9g，红藤 30g，败酱草 30g，桔梗 5g，夏枯草 10g，海藻 12g，桃仁 6g。

二诊：2008 年 12 月 14 日，如此调治 2 个月，B 超示：右卵巢较前已略小，3.8cm×2.2cm，盆腔少量积液。基础体温示黄体功能不足。B 超监测示卵泡发育至 2.0cm 后排出。予健脾补肾，前方去夏枯草、海藻、桔梗、桃仁，加川续断 10g，炒杜仲 12g，巴戟天 12g，14 剂。

三诊：2009 年 3 月 7 日，患者坚持服用上方 4 个月，复查 B 超示子宫附件未见异常，盆腔少量积液。基础体温双相，右下腹时有掣痛，原方加苦参 6g，再进 1 个月。

四诊：2009 年 5 月 12 日，末次月经 4 月 8 日，月经愆期，尿妊娠试验阳性而告怀孕。继予健脾补肾安胎论治。

按语：该患者系脾虚生内湿，湿邪重浊黏腻，郁滞下焦胞宫，阻遏气机所致。经方防己黄芪汤健脾利水，通阳化气。方中以防己祛风行水；黄芪益气固表，且能行水消肿。两者配伍，祛风不伤表，固表不留邪，且又行水气，而共为君药。臣以白术补气健脾祛湿，与黄芪相伍则益气固表之力增，与防己相配则祛湿行水之功倍，加入夏枯草、海藻、桔梗、桃仁活血消癥，待湿邪消退，加川续断、巴戟天、杜仲等脾肾同治，故能受孕。该病例充分体现了吴熙教授在论治不孕症中善于应用"祛邪、调经、助孕、保胎"的思想。

验案二：自拟活血化瘀饮治不孕症

郑某，女，26 岁。1973 年 10 月 3 日初诊。

患者 14 岁月经初潮，痛经 6 年，结婚 4 年未孕。以往月经后期，量少色紫，伴有黑块，腰酸，近两年来疼痛加剧，影响劳动。妇科检查：外阴、阴道正常，宫颈轻度糜烂，宫体前位，子宫发育稍小，双侧附件增厚，双侧输卵管不通。舌黯，边有瘀斑，苔薄白，脉象沉缓。辨证：气滞血瘀，故见行经滞涩不畅，有血块，痛经；胞络失畅，故月经后延；瘀血阻滞，不通则痛；气滞血阻，冲任失调，故久不受孕。治以疏肝理气，活血化瘀。方药：活血化瘀饮（川芎 5g，当归 9g，赤芍 6g，生地黄 9g，延胡索 9g，鸡血藤 9g，益母草 9g，月季花 6g），加木香 6g，炒枳壳 6g，白芍 9g，柴胡 6g。

服上方 7 剂后，月经适来，仍有血块。守上方去丹参、月季花，加川续断 12g，杜仲 30g，连服 3 剂，并嘱每月经前服原方 3 剂。

半年后，月经逾期未至，经妇科检查，诊为早孕。妊娠 4 个月，患者突然少腹痛，予保产无忧汤 3 剂后，腹痛愈。足月分娩一女婴。

按语：活血化瘀饮具有调整全身血液循环、祛除血脉瘀滞因素、促进血脉流通、提高脏腑功能、增加机体抵抗力、促进机体康复的作用。由于妇科瘀血症状多端，病因、病史及患者体质均不尽相同，所以在不孕症的治疗中，本方宜与理气、行气、补气温阳、养血药等配合使用，以期收到预期的疗效。活血化瘀法属于中医治则八法中的"消法"，因消法具有伐克的特性，最易损耗气血，所以在运用本方时，应做到中病即止，以免损伤正气。

四、经验发微

造成女性不孕的原因很多，如盆腔炎、带下病、子宫肌瘤等，吴熙教授提出治疗不孕症首以祛邪为先，使邪去正自安，其后再调经。经前以疏肝理气为主，经期以活血祛瘀为主，经后以补肾养血为主；且在排卵期采用益肾填精、调补肝肾之法，少佐活血之品，认为其有助于排卵。然不孕妇女孕前或有诸症，或有不足，孕后的保胎工作就显得尤为重要。由此创造性地提出治疗女性不孕症的四步法：祛邪、调经、助孕、保胎。

参考文献

[1] 严炜，吴熙. 吴熙教授中医诊治不孕症特色 [J]. 中医药通报，2011，10（2）：13-15.

[2] 吴熙，陈昭珠，林淑芳. "活血化瘀饮"治疗各种妇科病症508例 [J]. 广西中医药，1982（1）：29-32.

许润三治验

一、名中医简介

许润三，江苏阜宁人。师从江苏名医崔省三，为全国500位名老中医药专家之一。全国老中医药专家学术经验继承工作指导老师，从医50余年，临床经验丰富，内、妇、儿科均擅，尤其对于不孕不育、慢性盆腔炎等妇科疑难病的治疗有独到之处。在医疗界有"内、妇临床家"之称。承担的"四逆散加味治疗输卵管阻塞"课题于 1987 年通过局级专家鉴定。近 20 年间，著有《中医妇产科学》等专著 6 部，并与人合著多部，发表论文 60 多篇。

二、辨治心法（经验、要点）

许教授通过长期的临床观察与验证，致力于用中药促排卵的研究，为治疗一些不孕症开辟了新的途径。肾为先天之本，为藏精之所，主人体的生殖功能，肾对天癸的成熟和冲任二脉的通盛及胞宫的生理功能有极其重要的作用。因此治疗不排卵之不孕症，肾是关键。故温补肾阳、滋补肾阴是促进排卵的重要措施。如紫河车、山萸肉、鹿角霜、淫羊藿是补肾的常用药物。尤其是鹿角霜，许教授更为喜用，它既能补肾阳，又能益精血，并有温通作用。根据"阴阳互根""阴中求阳"的理论，补肾阳药多与补肾阴药并用，因此女贞子、墨旱莲、菟丝子、沙苑子等均可随证加减应用。

许教授善用经方，对经方的运用推崇张仲景提出的方证对应的治疗原则，即"有是证用是方"。如认为四逆散既能疏肝理脾、化解瘀滞，又能行气和血、缓急止痛。将其加减治疗输卵管梗阻性不孕症、慢性盆腔炎、痛经、经行头痛、经行乳房胀痛等症，取得了很好的疗效。输卵管不通者酌加穿山甲（代）、路路通、水蛭、蜈蚣、莪术等以理气活血、化瘀通络。输卵管积水者再加用马鞭草、泽兰、王不留行等利水通经。有盆腔结核病史者，再加夏枯草、黄芩清热散结。情志不畅，气滞血瘀所致经行头痛，加乌梢蛇、蜈蚣、丝瓜络等活血化瘀、通窍止痛。肝气郁结，血行不畅所致经行乳房胀痛，加全蝎、夏枯草、荔枝核、橘核以理气化瘀，通络止痛。气机瘀滞，瘀血内阻所致闭经、痛经，常加桃仁、益母草、三七粉、莪术、五灵脂、生蒲黄等活血通经、止痛。另外许老用黄芪建中汤治疗慢性盆腔炎病久不愈，正气耗伤，出现下腹空坠、隐痛；用桂枝加龙骨牡蛎汤治疗绝经期综合征烘热汗出、失眠、心悸、烦躁等症；均是在前人的基础上加以创新应用。

三、诊疗验案

验案一：四逆散加味治不孕症

黄某，39岁，工人。1983年4月5日初诊。

主诉流产后8年未孕，经检查为"输卵管不通"。患者于1972年结婚，1975年曾怀孕一次，但在孕2个多月时自然流产，并做清宫术，后因感染而并发附件炎，虽经多方治疗，效果均不明显，且迄今不孕。曾于1982年5月和8月先后在某医院做两次"输卵管通液试验"，均示"双侧输卵管不通"。月经17岁初潮，周期28～32日，带经期4～5日，血量中等。孕1产0。现症见月经周期正常，经血量甚少，血色黯红，时夹小血块，一般持续4日。平日少腹痛，腰酸痛，经期加重。经前乳房胀痛，不能触衣。纳可，睡眠不实。舌苔薄白、质黯，脉沉弦。妇科检查：外阴婚型，阴道通畅，分泌物不多，宫颈轻度糜烂，子宫中位、偏小、活动、稍有压痛，双附件可触及条索状，左侧压痛明显。辨证属气滞血瘀，肾虚血亏。治疗先予理气活血、化瘀通脉，肾虚待后再商。方药：柴胡10g，枳实10g，赤芍10g，生甘草3g，三七粉2g（分冲），当归10g，川芎6g，路路通10g，柞木枝10g，石见穿20g。30剂。

1983年5月10日：少腹痛已不明显，唯经期略有疼痛，经血量较前增多，血色先褐后红，5日净，舌黯变浅，唯腰酸不减，脉沉细。原方已获效果，故予原方加丹参15g，嘱服30～50剂。

1983年11月7日：上方计服60剂，腹痛已蠲，食纳增加，舌苔薄白，舌质正常，但腰酸依然，经血量少，脉沉细无力。瘀滞渐化，肾虚未复，治当补精养血、活血通络。方药：淫羊藿10g，仙茅10g，紫河车10g，山萸肉10g，党参10g，葛根10g，川芎10g，三七粉2g（分冲），路路通10g。30剂。

1984年1月7日：药后，月经量已接近正常，腰酸亦痊，六脉平和。予参茸卫生丸、五子衍宗丸调理善后。

1984年4月1日：患者因停经40天来诊，尿妊娠免疫试验阳性，诊为早孕。

> 按语：本证系气滞血瘀、肾虚血亏，但以前者为主，故治疗先予苦辛通脉，后以甘辛温补收功。此患者不孕的主因为感染引起输卵管炎症，进而引起输卵管阻塞所造成的"输卵管不通"。它相当于中医学的"胞脉阻闭"证，属气滞血瘀范畴。瘀血阻滞胞脉，致两精不能相搏，非瘀血消散、胞脉通畅则胎孕难成，故治疗应以行气活血、化瘀疏滞为原则。许教授治疗此证，习惯用四逆散加味，取柴胡、葛根宣通郁结、消瘀祛滞，枳实、赤芍行气活血、凉血散瘀、消结除滞，生甘草清热通脉，三七化瘀消肿、祛留滞，石见穿、柞木枝、路路通利湿消肿、活血通络，麦冬养阴生津、润通胞脉。当瘀滞将尽时，如出现虚象或虚实兼夹证候，可酌加补益之品以善其后。该方理气活血作用较强，其中枳实有行滞导便作用，尤适用于体质好、月经规律或月经错后、大便干燥的患者。若月经提前、量多者，四逆散应慎用或禁用，因该方理气活血作用较强，

易促使月经更为提前。方中枳实可行滞导便，素体脾虚或服药大便稀溏者亦应慎用，或加白术健脾止泻。药后反应强者，如出现小腹撕裂样疼痛，康复较快。输卵管不通引起的不孕，诚属难证，并非短期所能见功，医者必须坚持守方，从长远计，以恒收功。实验研究及临床报道亦表明，许老的四逆散加味方具有对抗输卵管炎症的作用，对于输卵管阻塞所造成的不孕疗效确切。

验案二：桂枝茯苓丸加减治不孕

赵某，28岁。1998年2月26日初诊。

2年前人工流产后开始出现小腹部疼痛，腰困，体倦乏力，白带量多色黄，经期小腹疼痛加重，月经周期尚正常，但血块多、色暗。妇科检查示，左侧附件明显增厚、压痛。诊断为盆腔炎，经用抗生素和中药治疗，效果不明显。2年来未怀孕。近日因劳累腹痛加重，伴有低热（T 37.2℃），尿频，尿黄。舌质暗，苔薄，脉沉细。血白细胞 $17 \times 10^9/L$，盆腔B超示盆腔炎。末次月经2月18日。西医诊断为慢性盆腔炎亚急性发作。中医诊断为腹痛（冲任瘀血证）。治以温经散结，活血化瘀，佐以清热解毒。方药：桂枝、桃仁、牡丹皮、香附、莪术各10g，赤芍、蒲公英、白花蛇舌草各15g，丹参、生黄芪各30g，茯苓20g，三七粉（冲）3g。7剂，每日1剂，水煎服，并用中药外敷及灌肠，每日1次。另用丹参注射液20mL加5%葡萄糖注射液250mL，静脉滴注，每日1次。

治疗1周后，腹痛消失，体温正常，小便转清，仍腰困。上方加菟丝子30g，续服7剂，诸症大减，腰困好转。上方去蒲公英、白花蛇舌草，加鹿角霜10g，又服7剂。

3月18日经行时无腹痛，血块减少，经色正常。后以上方加减服用1个月，患者怀孕。

　　按语：盆腔炎是盆腔内生殖器官及盆腔周围结缔组织、盆腔腹膜等炎症性病变的总称，属中医学带下、癥积、少腹痛范畴。许教授认为，此病多为经期、产后或盆腔手术后调摄不当，气血失调，不慎感染湿热邪毒，热入血室，瘀阻冲任引起。慢性盆腔炎辨证为冲任瘀血证，由于病程较长，反复发作，缠绵难愈，临床表现寒热错杂、虚实夹杂，单一的疗法效果不佳，许教授主张采用综合疗法，即中药内服、灌肠、外敷和静脉输液。内服药以理气活血、消瘀散结、温通为主，如妇科检查未扪及明显包块，用四逆散加当归、丹参；如扪及包块，用桂枝茯苓丸加三棱、莪术等。慢性炎症一般不用凉药，以防伤及肠胃，如有急性或亚急性发作，适当增加1～2味清热解毒药物。灌肠、外敷药用气味俱厚、温经通络之丹参、透骨草、乳香、没药、红花、皂角刺、桂枝等温通散结、活血化瘀，软化粘连之组织。辅以静脉滴注丹参注射液可改善全身微循环，有利于瘀血的消散和吸收。

验案三：理中汤加味治不孕

张某，女，28岁。2012年10月5日入院。

主诉：经行腹痛1年6个月。2011年4月因经期淋雨后连续腹痛10日，于协和医院急诊诊断为"子宫内膜异位症、子宫腺肌病"。于2011年5月开始，经前一日开始下腹胀痛，伴胃痛、腹胀、肛门坠胀感，自觉排气后减轻。曾自服止痛药无效，有深部性交痛。于我科门诊口服"内异煎"加减2个月有所缓解，为进一步治疗收入病房。入院时患者面色少华，体形较胖。恶寒喜暖，动辄汗出，平素喜食甜品，很少运动，常觉乏力，语声低微，气短，食欲不佳，但进食后常有腹胀，偶尔泛酸，小便正常，大便溏泄，黏腻不爽，日 2～3 次，睡眠佳。舌质紫黯、胖大、有齿痕，苔黄腻，脉细弱。2001 年外院钡餐诊断为胃溃疡、十二指肠溃疡；2011 年 8 月，孕 8 周自然流产，未行清宫。患者 13 岁月经来潮，经期 4～5 日，周期 28 日，量中等，痛经明显，服用多种止痛药无效。LMP：2012 年 9 月 28 日。孕 1 产 0。妇科检查示外阴（－），阴道通畅，宫颈光滑，后穹隆可触及小结节，触痛；子宫前位，增大，后壁较厚，表面不光滑；附件（－）。2012 年 8 月 18 日行 B 超检查：宫体前后壁肌层回声不均，探及散在增强光点，内膜 1.51cm，宫体右侧探及 3.0cm×1.9cm 囊性包块，边界尚清晰，内部可见散在强回声点。CA125 37.87U/mL。中医诊断：痛经，癥瘕。西医诊断：子宫内膜异位症，子宫腺肌病。证属脾肾阳虚，痰瘀互结。治则治法为温补脾肾，化瘀止痛。采取中药内服、保留灌肠，以及中药热敷、离子导入等方法。内服方药：附子理中汤加味。附子 10g，党参 30g，炒白术 30g，干姜 6g，炙甘草 10g，生薏苡仁 30g，荷梗 10g，黄连 6g。灌肠药：桂枝 10g，赤芍 30g，皂角刺 30g，细辛 3g，莪术 30g，透骨草 30g，虎杖 30g，蒲公英 30g。内服、灌肠药各 7 剂。

　　2012 年 10 月 12 日，患者腹痛明显缓解，食欲增加，进食后未出现腹胀，大便成形，日 2 次。患者 11 日阴道少量出血，自诉其每月近排卵期都有不规则出血。脉细。上方有效，考虑患者阴道出血，于口服药中加入茜草 15g，海螵蛸（乌贼骨）30g，灌肠方不变。7 剂。同时嘱患者清淡饮食，适量运动。

2012 年 10 月 17 日，患者服上药 2 剂即血止，现面色转润，自觉体力好转，饮食可，二便正常，偶有腹胀，但少运动后即能缓解，舌质暗红，苔薄白，脉细滑。患者各项症状缓解，予其出院，以上方加减治疗。2012 年 11 月初来病房告知已经怀孕。

　　按语：本案患者以子宫内膜异位症、子宫腺肌病收入院，B 超检查怀疑有巧克力囊肿。许老询问病情、察舌按脉之后，认为患者现阶段属脾肾阳虚，巧克力囊肿也是由于脾肾阳虚，水运代谢失当而导致痰湿内生，故当以脾胃为先，以温补脾肾的理中汤加味内服，同时灌肠药物给予温经活血之品。患者病程较长，痰瘀下焦化热而致舌苔黄腻，所以于灌肠药中加入虎杖、蒲公英清利湿热。治疗半个月，患者症状明显缓解，出院后怀孕。许老没有拘泥于子宫内膜异位症的一般治法，而是以整体辨证论治、方证相应的思路临证处方，同时局部针对子宫内膜异位症合并巧克力囊肿痰瘀互结的特点，利用灌肠药物内外结合、攻补兼施，获得很好的疗效。

验案四：四逆散加味治不孕

王某，女，30 岁，干部，已婚。

患者结婚 5 年，曾先后做过 2 次人工流产。近 3 年来，夫妇同居未避孕亦未再孕。在某医院做过 2 次输卵管通液及子宫输卵管碘油造影，均示输卵管不通。妇科检查：双侧附件增厚、压痛（＋）。盆腔 B 超提示：输卵管积水不通。测基础体温呈双相，但高温期持续时间短。结核菌素试验阴性。患者平素时感下腹隐痛，经前乳房胀痛。13 岁月经初潮，30 日左右一行，带经 5 日。经量中等，色黑红，有大血块，痛经。孕 2 产 0。舌质偏暗，苔薄白，脉弦细。此患者属输卵管阻塞性不孕（积水不通）。辨证为胞脉闭阻（气滞血瘀兼有痰湿）。治宜理气活血通络，兼以行水利湿。方药：柴胡 10g，枳实 15g，赤芍 15g，生甘草 10g，丹参 30g，泽兰 10g，路路通 10g，穿山甲（代）10g，王不留行 20g。同时配用理气活血、散结通络之药进行灌肠（每晚 1 次），并用中药外敷。

连续治疗 3 个月后，行输卵管通液术，术后盆腔 B 超示：输卵管轻度扩张，输卵管通而不畅可能性大。后又巩固治疗 2 个月，再做输卵管通液术，术中顺利，注入液体共 30mL，无阻力，无回流。盆腔 B 超提示：未见输卵管积水，输卵管通畅可能性大。患者出院半年，后因停经 2 个多月、晨起恶心来院检查，化验尿妊娠试验阳性，盆腔 B 超提示：怀孕 2 个月，可见胎心胎动。

按语：患者因做 2 次人工流产而导致慢性输卵管炎，粘连致阻塞。由于输卵管不通，瘀血内阻，影响了胞脉气机的疏通，津液的布散，积为水湿，停留局部而形成水肿积水，造成患者 3 年虽未避孕而未再孕。治疗上除应理气活血通络外，还应佐以行水利湿消肿之品。柴胡疏肝解郁，宣透导滞；枳实破气散结，活血行滞；赤芍凉血活血，与枳实配用，能使活血祛瘀之力增强；生甘草清热消肿；丹参可以通行血脉、益气养血，可防理气活血太过，耗伤阴血，祛瘀而不伤正；穿山甲（代）通络疏滞、散血消肿，专能行散，并可引诸药入血脉，达病所。再加路路通，以行气活血，协同穿山甲（代）以疏通胞脉的闭阻；泽兰、王不留行利水祛湿、活血通络。本方疏肝理气以调

达全身气机，活血化瘀以消散胞脉瘀滞，行水利湿以散除
输卵管的积水，故患者很快痊愈出院而能受孕。

四、经验发微

许润三教授中医诊治不孕症，主张借鉴和采用西医的诊
断技术及检测方法，将辨证与辨病有机地结合起来。属于排
卵障碍者，宜分为闭经类和崩漏类分别施治。闭经以肾虚论
治。通过补肾调经，达到调整卵巢功能、促进排卵的目的。
治疗崩漏首先以止血为主，血止之后再补肾调肝，调整卵巢
功能，恢复排卵；属于输卵管阻塞者，可采用局部辨病、全
身辨证的方法，并以理气活血、化瘀通络为治疗大法；属于
子宫内膜异位症者，治疗当以活血化瘀、软坚散结为主，并
常配伍如巴戟天、淫羊藿、川续断、菟丝子等补肾之品，以
提高妊娠率；属于免疫性不孕者，临床以肝郁肾虚为多见，
治宜调肝补肾。

许润三教授在妇科临床实践中注重温经活血、调补冲任，
善用温补药物及血肉有情之品。另外，许教授强调在不孕症的
诊治中，需注意以下几个关键点。

1. 节欲　在药物治疗的同时，男女双方均须注意起居、
房事有所节制，以保养肾精，要掌握"氤氲"期（即排卵期）
交媾，以增加受孕机会。并要注意情志因素对受孕的影响。总
之，不孕症需多方面配合调养治疗，才能收到较好的效果。

2. 注意用药治法　虚者，补益脏腑，填精养血，燮理阴
阳，调补冲任；实者，当调理气血，化痰祛瘀。凡大苦大寒或
辛燥之品皆当慎用，而以甘温咸润柔养之剂为佳。此外还应结
合性周期用药。妇女的月经周期反映着机体的生理或病理变

化，标志着卵巢功能的正常与否。因此，参照月经周期用药很有必要，尤其对基础体温上升不良者及黄体期基础体温维持时间短者更为必要。在经期及行经前可用加味四物汤，在经后宜以补肾阴为主，在排卵前则需用补肾壮阳之剂，如紫河车、鹿角霜之类。

3.治疗不孕，首应调经　许润三教授认为不孕症的治疗应以调经为主。《女科切要》谓："妇人无子皆由经水不调。经水所以不调者，内有七情之伤，外有六淫之感，或有气血偏盛，阴阳相乘所致。"《医学纲目》说："每见妇人无子者，其经必或前或后，或多或少，或经将行作痛，或经后作痛，血或紫或黑，或淡或凝而不调，不调则气血乖争，不能成孕也。"

参考文献

［1］许润三. 四逆散加味治疗"输卵管不通"验案三则［J］. 中级医刊，1985（8）：52-53.

［2］刘之椰，许哲，李挺. 四逆散加味方治疗输卵管炎性阻塞疗效机制探讨［J］. 中日友好医院学报，1996，10（1）：33-36.

［3］许润三. 四逆散加味治疗输卵管阻塞115例总结报告［J］. 中医杂志，1987（9）：41-42.

［4］刘敬平. 许润三教授妇科经验举隅［J］. 新中医，2001，33（1）：16-17.

［5］单梁. 许润三教授内外结合治疗子宫内膜异位症经验总结［D］. 北京：北京中医药大学硕士研究生学位论文，2013：5.

［6］许润三，李鸿芝. 中医妇科临床证治系列讲座——第十讲不孕症证治［J］. 中级医刊，1993，28（6）：52-55.

姚梅龄治验

一、名中医简介

姚梅龄（1944—），男，江西省上饶县人。教授，硕士研究生导师。1967 年毕业于江西中医学院，江西省名老中医，现任江西中医学院姚荷生研究室主任。从事中医内科临床与教学、科研工作近 50 年。继承家学，长期钻研《伤寒论》，从事症状鉴别诊断学、证候分类学整理研究等。在妇科的疑难杂症中经常运用焦膜理论辨证施治，有较多有效病例。已出版或即将出版《中医古籍提要》《临证脉学十六讲》等多部著作。

二、辨治心法（经验、要点）

姚梅龄教授认为子宫内膜异位症大部分主要病位在焦膜，且因焦膜属少阳，其气血津液的敷布往往借助于肝主疏泄的功能，加之少阳与厥阴相表里，故焦膜病变往往与肝有关，子宫内膜异位症亦不例外。病变转机多以火失气化、水饮内停、瘀血夹湿为主要类型，它的病变范围多起于中焦之枢，或中气不能运化水湿，或火为水郁而交结不解，而又可上传下达、互相牵涉，甚至弥漫三焦，进则可以内犯诸脏。它的致病来源，既可由外邪经腠理深入而发于三焦本部，亦可因焦膜连裹关系而由不同地带的相邻脏腑累及而致。有些是肝脾同病，水湿瘀滞中焦之证；有些为肝经瘀浊化水，水蓄下焦焦膜，满溢中焦之证；有些是因肝经瘀热夹湿，致使血不循常道而瘀积于中下焦焦膜，形成血热湿浊交结之势。姚梅龄教授认为该病的各种临床症状表现为厥阴风动及寒热、阴阳、气血的错杂相兼所致。本病多从少阳陷厥阴，往往表里同病，故治疗不能一味理气活血、化瘀补肾，而当以宣通三焦为主，需兼用宣泄肝风、敛肝息风之法。若三焦气化复常，肝气疏泄正常，则有助于排卵与受精。

三、诊疗验案

验案一：四逆散合左金丸加味，宣痹汤合栀子豉汤、乌梅丸合大补阴丸加减等治不孕

杨某，女，25 岁。门诊地点：深圳。2006 年 7 月 4 日初诊。

自诉"子宫内膜异位症"病史 7 年余。2005 年 10 月开腹行左侧巧克力囊肿切除术，术后 2 个月出现小腹胀，最近又出现 1cm 异位灶（姚梅龄教授在病历书写时重视"自诉"，自诉与主诉不同，自诉为患者本人对目前病情最简要的总结）。主诉痛经十余年；近 2 年未避孕而不孕。患者素行经第一日小腹痛，甚则呕吐痰涎、腹泻，常伴有头昏乏力而困倦，偶头痛；经前烦躁尤甚，常伴有乳房胀痛、四肢凉，有时阴内灼热，或左少腹刺痛；素同房腹微痛，经前甚；6 月 4 日月经至，量多色红，血块多而黑；10 岁半初潮以来持续痛经，周期尚准，常行经 6 日。刻下腹胀，呃逆，时有心烦，咽中如有异物，不易咯出，无咽痛。口干苦，欲饮；常齿衄；汗出偏少。晚上 9～10 时小腹胀，晨 6～7 时醒矢气后小腹胀大减；小便时腹痛，尿畅色黄，夜尿 1～2 次。白带，质稀，色清，偶夹淡黄，无血。寐差，神疲乏力。大便日一行，难出难净，质软，便前腹痛，便已痛减。舌质淡红，苔薄白，左边有齿痕。脉偏细弦涩，关略沉，尺沉弱。望诊：咽后壁有一条凸起状增生。触诊：腹部略膨隆，无明显压痛，按之胀。西医诊断资料：

2005 年 11 月 4 日出院记录。10 月 28 日行双卵巢囊肿剔除术＋腹腔表面异位灶切除术。出院诊断：双卵巢子宫内膜异位囊肿，盆腔子宫内膜异位症，子宫表面腺样囊腺瘤。最近检查示重度宫颈炎。曾于 2002 年行阑尾切除术，术后出现右腰髋酸痛，久坐久站则发作；幼年常发扁桃体炎，常静脉滴注抗生素治疗。初诊印象：三焦膜病（上焦痰气郁，中焦湿邪郁火，下焦湿邪瘀热）；足少阳经脉血瘀风湿；气虚血痹，肾气不足；厥阴阴阳错杂，风湿夹寒瘀热。本次治疗主要针对气郁与厥阴寒热错杂，方用四逆散合左金丸加味，借用乌梅丸法，寒热并用，攻补兼施。方药：柴胡、枳实、炙甘草、吴茱萸、黄连（酒炒）、生姜、三七各 10g，炒白芍、党参、全当归（酒炒）、续断各 12g，花椒 6g，5 剂，水煎服。（姚教授重视中药的质量，但目前市场上饮片的质量问题较多。易致腹泻的中药，常要求患者自行"酒炒"，用黄酒或白酒浸泡 15 分钟后炒干）

　　二～四诊：服药后经行腹胀痛减半，食欲佳，"稍多食则心下灼热（三诊时补问）"一症略减，咽部异物感如前，近日午后至翌日凌晨有"肛门堵塞感"，得畅便后即除。厥阴风动明显减轻，但焦膜之郁未散，故用宣痹汤合栀子豉汤、半夏厚朴汤、四逆散加减化裁，宣透少阳，降气化痰，开郁除热。

　　五诊（2006 年 7 月 30 日）：服药后腹胀、嗳气消失，食量增，胃中灼热感消失，右腰髋痛大减，肛门堵塞感已除，便意尽，齿䶩已除，咽部梗阻感略减。现全身不恶寒，无四肢凉。但时觉小腹酸胀痛，排尿前小腹痛，尿后痛剧，持续 1～2 分钟消失；小便色淡黄，尿少而频，夜尿 1～2 次；夜醒口干较显。阴内微灼热；白带多；现处于经前，食略少。舌质淡红，苔白略黄。脉略细弦数，欠流利，两尺沉弱。触诊：

左少腹压痛；胃脘部触之凉，无明显压痛。治疗后三焦焦膜之痰、气、湿郁均减，但厥阴风动、寒热错杂之证尚在，虚多实少，故用乌梅丸合大补阴丸加减，补阴养血，敛肝息风，在温通经脉的基础上，兼清郁热。方药：炮附片（先煎）、花椒各4g，怀牛膝15g，党参、全当归（酒炒）、乌梅各12g，熟地黄、龟甲（打碎先煎）、黄连（酒炒）各10g，干姜5g，桂枝6g，血余炭8g，3剂，水煎服。

六～十九诊（十九诊时间为2006年12月16日）：经行腹痛较前明显减轻，至十诊月经来潮已无所苦，且服药期间咳过两口浓痰后咽部异物感基本消失，肛门堵塞感亦除。

十四诊时，已发现怀孕。孕后排尿前后小腹略痛，有时痛引前阴，并从午后至半夜微有肛门堵塞感，说明上焦痰气互结基本已除，但厥阴风动之证未除净，故用四逆散、小柴胡汤、白头翁汤等加减化裁，以息肝风，透解少阳之郁热。

2012年4月3日随访：母子均健，产后定期复查B超未见异常。痛经数年未发，唯近来行经第2日小腹略痛。

按语：本案子宫内膜异位症属于三焦焦膜同病，主要表现为痰、气、湿、热郁阻于焦膜。患者初诊三焦各焦膜症状较突出，上焦症如咽中异物感、口干苦引饮、心烦等；中焦症如脘腹胀、嗳气、不敢多食、食稍多则心下灼热等；下焦症如小腹胀痛、肛门堵塞感、小便前后阴痛、阴内灼热、腰痛等。各种"胀痛""堵塞感"均为气郁所致，故常得嗳气、矢气则缓。小腹胀、嗳气、肛门堵塞感有时间性，常入夜始作，晨醒后轻。主要发病部位包括咽部、小腹、前后二阴等，均为厥阴经脉所过。厥阴为阴尽阳生之经，半夜阴尽时症状加重，次晨少阳生发即症状减轻。本案痰湿郁闭上焦，郁久化热，故出现咽部异物感，痰不多，不易咯出，伴有口干、口苦。痰湿痹于上，又易于兼涉肺，此不仅因其部位相邻，还因为三焦水道通调于肺。痰湿阻滞肺气宣发，则咽部异物感进一步加重，且肺不宣肃则胃失和降，脾不升清，湿浊弥漫于中焦，还可致腹胀、嗳气、困倦乏力。气不行则郁不解，痰不化则结难散，宜施行气散结、化痰降逆之法，故本案合用宣痹汤与半夏厚朴汤，以解上中焦膜之痰气互结。胃中水谷之气不能如雾上蒸于肺而下输诸脏，留于胃中化为湿邪，而致中焦湿郁，久之化火则见"稍多食则心下灼热"之症，故用栀子豉汤以解中焦焦膜之郁火。三焦湿郁阻遏肝之正常疏泄，并兼少阳三焦郁火，故用左金丸配四逆散。5诊时三焦焦膜气、血、湿、热郁阻大减，但下腹游走性轻微疼痛及寒热错杂之证尚在，气血未复，用乌梅丸合大补阴丸加减，敛肝养阴以息风，服药后痛经进一步减轻。病情明显改善之前，脉象始终呈"涩"象，表示痰湿阻滞血脉流通。姚梅龄教授强调涩脉主湿、饮，最常见于湿滞气机。治疗两月，上焦焦膜得宣而湿热郁结散开，下焦焦膜得降而气血瘀滞解除，脉象已不涩。患者吐出黄浓痰后咽部异物感豁然消除，同时月经来潮无所苦。根据后来检查情况，大约这段时间受孕。患者孕后仍见小腹痛，虽程度上较前减轻，但有时小腹痛引前阴，兼有小便短续，此因肝风下迫膀胱所致，故合白头翁汤治疗。

验案二：乌梅丸加桃仁治不孕

田某，女，29岁，职工，1975年4月27日初诊。

患者结婚 7 年尚未受孕，男女双方曾经检查，均未发现异常，自诉经前 5～6 日小腹冷痛、得温稍减，伴四肢厥冷，但心下灼热，心烦易怒，口干苦，消渴、喜温饮，嘈杂易饥，食后呃逆，气上冲胸，旋即呕吐，尿黄，大便尚可；月经愆期 3～5 日，量少色暗，夹少量猪肝色血块，4 日净，白带少；脉细涩、略弦数，舌质淡红，苔白略厚。诊断：不孕，厥阴寒热错杂，兼有瘀血。方药：乌梅 24g，黄连 6g，黄柏 6g，炮附片 7.5g，干姜 6g，蜀椒 4.5g，桂枝 6g，北细辛 2.4g，党参 9g，当归 12g，桃仁 9g。嘱经前服 7 剂。患者于 5 月 15 日开始服药，6 日后经至，经前腹痛大减，呕吐肢厥已除，月经量稍增多，色略转红，但口苦心烦加重，消渴饮冷，面生疖肿，舌红苔黄，脉细数而涩。转用连梅汤加僵蚕、金银花、牡丹皮、红花、泽兰，服 5 剂后，症减，7 月 9 日继服 5 剂，诸症消失。

患者于 1975 年 9 月至我院妇产科检查，确诊为早孕，并于日后顺产一男孩。

按语：经产之疾，多和肝脏气血失调有关。本例所现诸症，为一派厥阴寒热错杂之象；同时，其脉细涩、经前腹痛、经下暗红血块，则为邪滞肝血，故此病属厥阴寒热错杂而兼瘀血凝滞之证，可用乌梅丸加桃仁进行治疗。患者服药后腹痛大减，肢厥呕吐等寒症已除，属阳胜阴退，病趋好转，但口苦心烦加重、脉更数、面生疖肿，当为热药过重造成的阳复太过之流弊，这是用乌梅丸时应注意之点。

四、经验发微

乌梅丸出自《伤寒论》，为厥阴病之主方。其治疗范围并不局限于蛔厥和久痢，可用于治疗多种疾病。厥阴阴阳错杂证的病因病机颇为复杂，在不同的患者身上，病因病机的偏重各不相同，这就决定了乌梅丸中各种药物分量的配比及其加减运用必须灵活掌握。若寒重热轻，则宜在乌梅丸中重用附、桂、姜、辛、椒，轻用黄连和黄柏；若热重寒轻，则宜重用黄连、黄柏，而减轻辛热药物的用量；若肝风肆虐，则须重用乌梅；若虚多实少，则宜重用人参和当归；若病涉血分，则可于方中加入理血之剂。同时，其加减还可参考后世的连梅汤和理中安蛔汤等方。只有这样，才能更正确、更广泛地运用乌梅丸。

参考文献

［1］吴炫静. 姚梅龄教授从焦膜论治子宫内膜异位症致不孕验案探讨［J］. 新中医，2013，45（8）：227-229.

［2］姚梅龄，王磊帼. 乌梅丸的临床运用［J］. 江西医药，1980（2）：35-37.

张步桃治验

一、名中医简介

张步桃，中国台湾近代名老中医，认同《黄帝内经》及《伤寒论》《金匮要略》乃医者必读经典，若欲对疾病探本究源，立起沉疴，非此经典不行。临床以《内经》、仲景医学为辨证依据，处方遣药以仲景方药为依循。晚年斥巨资创立张仲景文教基金会暨文物纪念馆，以弘扬医圣张仲景之精神及中医药文化、推广中医药教育、提升中医学术水平为宗旨，并作为学术交流的平台。对中医在中国台湾的发展与传承有显著的功绩。著有《张步桃解读〈伤寒论〉药物篇与方剂篇》《伤寒大论坛》等。

二、辨治心法（经验、要点）

张步桃认为影响不孕的因素有生活作息不规则、饮食冰冷与触寒湿冷、情绪障碍、不良习惯、感染、晚婚、环境污染等，最先反映为月经异常的表现，而成功孕育的条件必须要有正常的月经周期，规律的月经周期代表女性生殖系统之完整性与功能之稳定，月经异常表示生殖系统与激素的改变降低了妊娠受孕率。

调治不孕症，必须通过八纲辨治，审慎分别阴阳、表里、虚实、寒热，可以参考西医病名但要衷于中医医理，并且须以调经为先，经调则孕育有期。临床首先注重先天肾气的培育。因肾主生殖，是五脏六腑之本，肾气之强弱关乎受孕的概率，并且由于现代女性受七情所困，与不知避免风寒及不当的饮食习惯，致使肝郁脾虚、气血瘀滞、胆热郁阻成为临床常见的病因病机。其次注重后天脾气的生化及肝木气机的条达。常用经方当归芍药散调肝理脾、行气营血、和中缓急；加味逍遥散疏肝解郁、清热散火；小柴胡汤和解少阳胆腑，疏通三焦，行津化气。三方之功用主治萦绕在肝脾失和、升降失调、气血不利、津停湿聚、郁火内蒸、邪热耗阴、胆热壅滞等病因病机以致脏腑失治、累及冲任、伤阴耗气，动摇先天之本、血海不宁，经血失其常度，胞宫无以生化，孕育难免无期。

由于临床不孕的病机病理表现一般复杂多变，寒热夹杂，虚实互见，阴阳进退无数，变证百端，常非一方一法所能驾驭，所以张医师对于不孕的治疗，在确定主症之病因病机的诊断之后，不足之处或兼他症状，常辅以单味药的增减，以达到补不足、损有余，使全方至臻完善，以竟全功。

张步桃认为当归芍药散具有补脾清利湿热的作用，是四物汤去掉熟地黄并五苓散去掉猪苓、桂枝的合方，针对由于个人的卫生习惯不良、饮食生冷、情绪压力、不正常的性接触及触冒风寒等原因引起的阴道病菌的感染发炎、慢性子宫内膜炎、输卵管发炎阻塞、子宫颈炎等以湿热瘀阻或寒湿凝滞为基本病机的不孕症，具体应用时可以考虑蛇床子、土茯苓、百部、黄柏等药物加减，以增强除湿消炎的作用。如果迁延日久，机体正气虚弱，可以考虑健运脾胃的方剂，如四君子汤、五味异功散、六君子汤、七味白术散等，因湿从土化，脾胃虚而不运，湿流下注成带下不绝，须补脾胃之气以劫其源。

现代女性多生活在多重压力的环境中，精神因素成为最常见的临床病症，出现睡眠障碍、失眠多梦、情绪郁郁寡欢或易怒烦躁、经前症候群，以及月经不调以致不孕等，就是加味逍遥散的应用适应病症。肝主藏血，以疏泄为职，木郁不达，则呈现临床诸多证候。如果胸闷作痛，气郁明显，可辅以丹参、香附、郁金等疏肝行气解郁；症见睡眠障碍，可以合方甘麦大枣汤，加上远志、柏子仁、百合等安神宁志；甘麦大枣汤的适应证为七情所伤，心不得静之情志疾病，为今日之精神官能症或睡眠障碍。月经周期紊乱、不正常子宫出血、多梦纷纭，可以合方桂枝龙骨牡蛎汤；对于经迟或经停过久、数月未至的排卵障碍不孕者，常加远志以强志益智、豁痰利窍；生理周期紊乱造成体重增加而肥胖，可以合方温胆汤、二陈汤等除痰行滞消脂；泌乳素过高以致不孕，伴有乳头渗出奶水或血水者，加蒲公英、香附、神曲、郁金，若经量血少稀发不足，可加阿胶、鸡血藤滋阴养阴补血；对于子宫内膜异位造成的不孕，常合当归芍药散、桂枝茯苓丸等；对于黄体素不足之不孕，常合肾气丸。

张医师认为小柴胡汤被称为后天汤，意指其可以改变体质。因为胆主少阳春升之气，是人体生理功能运作的动力，符合《伤寒论》条文之"柴胡证，但见一证便是，不必悉具"的实用意义。常用小柴胡汤主治少阳诸疾，以及伤寒中风，热入血室所导致的经前症候群、痛经、带下、情绪障碍及器质改变等病症。可用小柴胡汤合方桂枝茯苓丸或当归芍药散加减化裁，治疗子宫肌瘤、子宫内膜异位症、带下发炎诸疾，或是每遇月经周期前后伴随外感引发免疫反应而呈现的病症，效果甚佳。

三、诊疗验案

验案一：当归芍药散、小柴胡汤、麦门冬汤治不孕

许某，36 岁，2010 年 8 月 6 日初诊。

主诉：未孕 4 年，头痛，经行量少、有血块，经前有褐色带下，便秘。病史：不孕症 4 年。脉诊：左脉沉涩，右脉沉涩。方药：当归芍药散 7g，菟丝子 1.5g，远志 1.5g，丹参 1.5g，香附 1.5g，续断 1.5g，荆芥 1.5g，紫菀 1.5g。

二诊日期：2010 年 9 月 1 日。症状补充：继续调理。方药：当归芍药散 7g，菟丝子 1.5g，远志 1.5g，丹参 1.5g，香附 1.5g，续断 1.5g，沙苑子 1.5g，紫菀 1.5g。

三诊日期：2010 年 11 月 3 日。症状补充：怀孕 10 周、过敏性鼻炎、头痛、咳嗽（痰白黄）。方药：小柴胡汤 4.5g，麦门冬汤 4.5g，桑寄生 1.5g，丹参 1.5g，香附 1.5g，芦苇根 1.5g，荆芥 1.5g，川芎 1.5g。

验案二：四逆散、当归芍药散、温胆汤、香砂六君子汤治不孕

蔡某，33 岁。2010 年 6 月 17 日初诊。

主诉：月经推迟，痛经量少、血块，不孕三年，右肋痛。病史：曾接受过子宫内膜异位手术、胆切除，2009 年流产过一次。方药：四逆散 5g，当归芍药散 5g，川楝子 1.5g，丹参 1.5g，延胡索 1.5g，鸡血藤 1.5g，墨旱莲 1.5g。

二诊日期：2010 年 8 月 26 日。症状补充：高温期不足。方药：四逆散 4.5g，当归芍药散 4.5g，川楝子 1.5g，丹参 1.5g，延胡索 1.5g，鸡血藤 1.5g，墨旱莲 1.5g，乌药 1.5g。

三诊日期：2010 年 12 月 7 日。症状补充：怀孕成功，已妊娠 14 周。方药：温胆汤 3g，香砂六君子汤 5g，桑寄生 1.5g，柏子仁 1.5g，百合 1.5g，鸡血藤 1.5g，墨旱莲 1.5g。

验案三：逍遥散加味、温经汤、小柴胡汤、当归芍药散治不孕

陈某，31 岁。2010 年 5 月 30 日初诊。

主诉：眩晕、不孕两年、月经量过少，周期正常，唇淡白、目眶周围晦黑。病史：子宫平滑肌瘤、过敏性鼻炎，人工受孕 3 次失败。脉诊：左右沉涩脉。方药：加味逍遥散 4.5g，温经汤 4.5g，鸡血藤 1.5g，远志 1.5g，墨旱莲 1.5g，阿胶 1.5g，沙苑子 1.5g，菟丝子 1.5g。

二诊日期：2010 年 6 月 6 日。症状补充：继续调理。方药：加味逍遥散 4.5g，温经汤 4.5g，鸡血藤 1.5g，远志 1.5g，益母草 1.5g，阿胶 1.5g，沙苑子 1.5g，菟丝子 1.5g。

三诊日期：2010 年 6 月 22 日。症状补充：继续调理。方

药：加味逍遥散 4.5g，当归芍药散 4.5g，鸡血藤 1.5g，远志 1.5g，益母草 1.5g，阿胶 1.5g，沙苑子 1.5g，菟丝子 1.5g。

四诊日期：2011 年 3 月 13 日。主诉：已怀孕 6 个月，腰痛（酸）、腹痛。方药：小柴胡汤 4.5g，当归芍药散 4.5g，远志 1.5g，续断 1.5g，金毛狗脊 1.5g，丹参 1.5g，益母草 1.5g，香附 1.5g。

验案四：当归芍药散、逍遥散、芎归胶艾汤、桂枝龙骨牡蛎汤治不孕

罗某，30 岁。2010 年 10 月 27 日初诊。

主诉：腹胀、经血瘀块、月经周期不规则、不孕症 4 年、便软、多梦。病史：多囊性卵巢。脉诊：左脉沉涩，右脉沉涩。方药：当归芍药散 9g，远志 1.5g，丹参 1.5g，泽兰 1.5g，菟丝子 1.5g，沙苑子 1.5g，香附 1.5g。

二诊日期：2010 年 11 月 3 日。症状补充：胃痛，上次月经 10 月 22 日。方药：当归芍药散 4.5g，加味逍遥散 4.5g，丹参 1.5g，泽兰 1.5g，连翘 1.5g，薏苡仁 1.5g，香附 1.5g，延胡索 1.5g。

三诊日期：2010 年 11 月 28 日。症状补充：继续调理。方药：当归芍药散 4.5g，加味逍遥散 4.5g，丹参 1.5g，泽兰 1.5g，连翘 1.5g，远志 1.5g，香附 1.5g，延胡索 1.5g。

四诊日期：2011 年 1 月 7 日。症状补充：怀孕 10 周、微腰痛（酸）、妊娠出血。方药：芎归胶艾汤 4.5g，桂枝龙骨牡蛎汤 4.5g，桑寄生 1.5g，仙鹤草 1.5g，紫菀 1.5g，芦苇根 1.5g，骨碎补 1.5g，续断 1.5g。

验案五：当归芍药散、温经汤、甘露饮、香砂六君子汤治不孕

林某，34 岁。2010 年 12 月 16 日初诊。

主诉：痛经、腰痛（酸）、不孕症 5 年、卵巢退化。病史：曾流产 2 次。脉诊：左脉沉涩，右脉沉涩。方药：当归芍药散 9g，延胡索 1.5g，鸡血藤 1.5g，丹参 1.5g，香附 1.5g，骨碎补 1.5g，续断 1.5g。

二诊日期：2010 年 12 月 28 日。症状补充：继续调理。方药：当归芍药散 5g，温经汤 5g，鸡血藤 1.5g，丹参 1.5g，香附 1.5g，骨碎补 1.5g，续断 1.5g。

三诊日期：2011 年 1 月 15 日。症状补充：腹闷痛、怀孕、口干舌燥。方药：甘露饮 5g，香砂六君子汤 5g，桑寄生 1.5g，芦苇根 1.5g，香附 1.5g，骨碎补 1.5g，续断 1.5g。

四、经验发微

张步桃认为调治不孕症，需六经辨证与八纲辨证相结合，可以参考西医病名但衷中医理，并且须以调经为先。学术思想强调重视先天肾气的培育、后天脾气的生化与肝木气机的调畅。临床认为现代不孕的病因病机多属于肝脾同病，气滞血瘀与胆热郁阻，少阳不利，但肾主生殖，是孕育的根本，肾气虚衰不足更是不孕的本源，所以张老对不孕的学术理念是先天种子，以肾为本；肝主升发，以畅为先；脾为中土，以和为贵。然五脏六腑皆秉气血生化，故治不孕，唯调气与血而已。气行则血行，气滞则血滞。选方用药以伤寒经方为主，尤其偏爱运用当归芍药散、加味逍遥散、小柴胡汤等方剂。

当归芍药散中当归、芍药一阳一阴补肝血，合加味逍遥散具有条畅气机、补养气血的作用，可以说是至稳且当；用柴胡和解之剂分理阴阳，调和营卫，使气血至于平和，则阴阳相得能合而有子，孕育自能如天地之德化而成。

参考文献

[1] 曾素真. 台湾张步桃治疗不孕症临床经验与学术思路探讨 [D]. 广州：广州中医药大学硕士学位论文，2013.

郑蕙芳治验

一、名中医简介

郑蕙芳，女，山东中医药大学附属医院主任医师。首批全国著名老中医，享受国务院政府特殊津贴。师承家学，业医几十年，积累了丰富的临证经验。

二、辨治心法（经验、要点）

因女子以血为用，故郑老治疗女性不孕重在调经。调经之时又分虚实，或补肾，或疏肝，或化瘀，结合患者体质，制定攻补之法，用药中允，灵活化裁，疗效显著。具体体现在以下几方面。

1. 补益肾气，调经助孕 在女性不孕患者中，有相当一部分人表现为月经后期、稀发、闭经，经西医检查，多系卵巢功能低下的无排卵月经，或黄体不足、子宫发育不良，中医辨证多属肾虚型。郑老主张，治疗时应以补肾调经助孕为主。辨证时又要分清属阴属阳，有所侧重。如临床表现为月经后期，逐渐稀少，乃至闭经者，伴腰膝酸软、性欲淡漠、小腹冷痛，多属肾阳不足，治以温肾助阳、调经助孕，用大营煎加减治疗。郑老认为，此方组方严谨合理，疗效可靠。方中当归、熟地黄、枸杞子滋补肝肾，养血调经，于阳中求阴；杜仲、牛膝补肝肾，强腰膝，通经活血；肉桂大热，振奋命门之阳，于阴中求阳。郑老经过多年实践，对肉桂的用法颇有见地。她认为，对于月经后期、稀发、闭经，用肉桂应从小剂量开始，根据患者具体情况酌情加量，如患者月经 37 日左右一行者，肉桂用量 1.5g 即可；月经在 40 多日一行者，可用至 4.5g；月经 60 日左右一行者，可加量至 9g。若个别患者服用肉桂后出现皮肤瘙痒、头晕、恶心等反应，可将肉桂减去，换成少量桂心以温通经脉，促使月经来潮。若肾虚偏冲任不足、阴血亏虚者，郑老则多用大营煎合四物汤加生酸枣仁、柏子仁、红花、淫羊藿、何首乌、鹿角胶等填补奇经，养血调经。郑老认为，生酸枣仁、柏子仁养心生血，能兴奋子宫，促使血量增多，用小剂量红花养血，菟丝子、淫羊藿、首乌、鹿角胶等能补益精血，并能促使性腺发育。若证属气血虚弱者，可用八珍益母丸加益肾药治疗。闭经伴子宫发育小，证属脾肾双虚者，郑老多采用补肾健脾调经之法。

2. 疏理肝气，调经助孕　月经后期伴输卵管炎症、积水，导致输卵管不通者，多表现为乳房胀痛、少腹胀痛等。郑老治疗常以疏肝解郁、理气化瘀为主。方用逍遥散合桂枝茯苓丸加王不留行、丝瓜络等活血通经之品。若盆腔炎症明显者可加金银花、连翘，少腹疼痛明显者可加丹参、五灵脂、香附、延胡索。

3. 温阳化瘀，健脾除湿　月经后期、稀发、闭经伴有卵巢囊肿者，郑老认为多属阳虚湿聚血瘀。郑老治疗常以温阳化瘀、健脾除湿为主。方用过期饮合当归芍药散加减。

三、诊疗验案

验案一：桂枝茯苓丸改汤加味治不孕

井某，女，24 岁。1978 年 8 月 1 日初诊。

近 3 年来，月经 40 ～ 50 日一行，量多，色紫有块，腹痛，每次行经持续 20 日或 30 日方净，有时需服中药止血。现已来经三日，心烦易怒，倦怠乏力，嗜睡，纳可，二便正常。18 岁月经初潮，周期 30 余日，结婚年余，夫妻同居未孕。以往妇科检查无异常。脉细滑，尺无力，舌淡红，苔薄白。证属肾阳虚，血寒凝瘀之崩漏。治当温经行瘀止血，处以桂枝茯苓丸改汤加味。方药：桂枝 6g，茯苓 12g，桃仁 9g，牡丹皮 9g，赤芍 12g，益母草（坤草）24g，酒大黄 6g。水煎服，3 剂。

9 月 29 日复诊，服药 2 剂血即止，现停经 50 余日，自觉乳房胀，食欲、睡眠、二便均正常，脉细滑，舌淡红，苔薄白。双合诊检查外阴、阴道（–），宫颈光滑着色，宫体如 50 日妊娠大小，质软，双侧附件（–），妊娠反应（＋）。诊为早孕。

> 按语：桂枝茯苓丸改汤用赤芍，为活血逐瘀方，常用于消除、攻逐下腹血瘀癥积。对于青壮年妇女瘀血寒凝所致的腹痛、癥块、崩漏下血诸患，有温通经脉、祛瘀生新、散结消肿之效。育龄期崩漏者，服此方血止后继之调补冲任，则易受孕。

验案二：桂枝茯苓丸加减治不孕

刘某，女，30 岁。1974 年 4 月 13 日初诊。

近五年来经期小腹剧痛难忍，血色黑、有块，块下痛减，量一般，五六日干净，周期尚好，平时经常腰痛，白带多，稀有腥味，末次月经3月17日，婚后两年未孕。曾在某医院妇科检查为子宫浆膜下肌瘤。脉沉细弦，舌质红，苔薄白。妇科双合诊检查：外阴、阴道（－），宫颈光滑，宫体前位，如四十日妊娠大小，活动可，其前壁及后壁均触及核桃大肌核，质硬，左侧卵巢可及，右侧附件（－）。此系血瘀癥瘕、痛经。治宜活血祛瘀，软坚消癥。处以桂枝茯苓丸加减。方药：丹参24g，茯苓12g，桃仁9g，白芍12g，炒没药9g，香附12g，郁金9g，海藻15g，鸡内金12g，冬瓜仁30g，金银花30g，党参9g。水煎服。

7月13日复诊，服上药二十余剂，诸症皆轻，现经血约两月余未至，妇科检查为早期妊娠合并子宫肌瘤。

验案三：逍遥散合桂枝茯苓丸加减治不孕

孟某，女，36岁。

产后8年，未避孕一直未孕。月经周期37～40日，经期7～8日，量不多，色暗黑，夹有血块，经期少腹胀痛，经前乳房胀痛。曾在某市级医院做两次子宫输卵管造影，均报告为双侧输卵管不通，伞端积水。平时白带较多，色白质稀。就诊时面色㿠白，头晕胸闷，少腹胀痛，舌质暗红，苔白，脉沉细弦。诊断为继发不孕，月经后期，双侧输卵管不通。证属肝郁气滞，气血凝瘀。治以疏肝理气，活血调经。方药：柴胡9g，当归12g，白芍12g，桂枝6g，赤芍12g，茯苓12g，薏苡仁24g，王不留行9g，丝瓜络12g，没药9g，五灵脂12g，车前子9g，苍术9g。

以此方加减，共服 30 剂。于 8 个月以后停经，查尿妊娠试验（＋），于次年 6 月足月顺产一男婴。

验案四：过期饮合当归芍药散加减治不孕

高某，女。26 岁结婚，2 年余未孕，闭经 8 个多月。

初潮 18 岁，周期基本正常，量少，近 2 年来月经停闭不行，开始注射孕酮后可月经来潮，以后亦不显效。曾在省级医院行诊刮术，病理报告：子宫内膜呈增殖期图象。测基础体温呈单相。B 超检查：子宫偏小，5.4cm×4.6cm×3.3cm，右侧附件囊性包块。就诊时面色少华，头昏乏力，少腹微胀，白带很少。舌紫暗，苔白，脉滑略数。诊断为原发性不孕，继发性闭经，附件囊性包块（右）。证属肾虚血瘀。拟补肾活血，理气调经，投以过期饮化裁。方药：熟地黄 18g，当归 12g，川芎 9g，白芍 9g，桃仁 9g，红花 12g，莪术 9g，川牛膝 15g，淫羊藿 18g，茯苓 15g，香附 12g，桂心 6g，甘草 6g，木香 9g，泽兰 15g。

二诊：服药 12 剂，月经来潮，量很少，两日即净，无不适。守原方加菟丝子 18g，杜仲 15g。

五诊：服上方 30 剂，基础体温呈双相，现已近经期，乳房微胀，白带较少，苔薄腻，脉滑缓。方药：菟丝子 18g，杜仲 12g，生酸枣仁 18g，红花 9g，当归 12g，桂心 9g，川芎 6g，熟地黄 18g，淫羊藿 18g，茯苓 15g，泽兰 15g，川牛膝 15g，莪术 9g，香附 12g，陈皮 12g，桃仁 9g。

六诊：服上方 6 剂，月经来潮，量较多，3 日干净。

继用上方加减治疗 7 个月，于 1990 年 8 月复查 B 超，子宫 7.0cm×5.0cm×4.5cm，双侧附件未见异常。转用温养冲任，调经助孕之剂。方药：杜仲12g，枸杞子15g，当归12g，甘草6g，熟地黄18g，肉桂6g，生酸枣仁18g，红花6g，淫羊藿18g，紫石英30g，菟丝子15g，肉苁蓉9g，党参12g。连服18剂。服药第2个月停经。基础体温高温相持续28日未降。查尿妊娠试验（＋）。于1991年5月足月顺产一男婴。

　　按语：不孕症的主症大多为月经不调。清·陈修园说："妇人无子，皆由经水不调。种子之法，即在调经之中。"明·王肯堂说："妇人无子者，其经必先或后，或多或少，或经行则痛，或紫或黑，或清或凝而不调，不调则气血乖争，不能受孕矣。"故调经为种子之前提。肾藏精，主生殖，故益肾为调经之要旨。过期饮以紫河车大补肾中精血，为君；熟地黄、山萸肉益肾，辅以茯苓、白术健脾，为臣；经前兼调肝，肝为女子之先天，以当归、白芍养肝血，香附利肝气，牡丹皮、天花粉泄肝热，为佐使；经后则专补脾肾，以菟丝子、杜仲补肾，党参、山药、甘草补脾，为佐使。再按症情加减，所以获效优良。

四、经验发微

桂枝茯苓丸可用于治疗瘀血所致的崩漏下血（包括自然流产、人工流产后的崩漏），或经期淋雨、感寒、涉水而致的经水不断、痛经等症，以及西医学中的不少妇科疾病属于血瘀而又兼月经后期者，效果良好。对于青壮年妇女瘀血寒凝所致的腹痛、瘀块、崩漏下血诸患，用具有温通经脉、祛瘀生新、散结消肿之效的桂枝茯苓丸效果明显。有些患者虽流血较多，甚至出现严重的贫血现象，但只要腹痛拒按，块下痛减，有瘀血征象，即可应用。此外还观察到有些流血时间较长的患者，经用补药、涩药、炭类药止血仍血不止或血量反多者，用此方活血止血，往往收药到血止之效。

参考文献

［1］郑蕙芳. 桂枝茯苓丸在妇科的临床应用［J］. 山东中医杂志，1984（3）：15-16.

［2］叶青. 郑蕙芳治疗月经稀发闭经不孕的经验［J］. 江西中医药，1992，23（5）：11-12.

曾倩治验

一、名中医简介

曾倩，主任医师，教授，成都中医药大学附属医院博士生导师，四川省名中医，师承全国名老中医、四川省首届名中医杨家林教授，并跟师妇科中西医结合专家卓启墀、唐永淑主任医师学习，从事妇科临床、教学、科研工作20余载，擅长治疗不孕症、月经不调、盆腔炎等妇科常见病及疑难杂症。

二、辨治心法（经验、要点）

曾倩教授认为输卵管阻塞性不孕之病机要点在于：肾虚、血瘀、肝郁夹湿热是常见病机。以活血化瘀、通调胞脉为总则，且结合不同证型，分为肾虚血瘀型、肝郁血瘀型、湿热瘀滞型分别论治，治疗上以补肾化瘀为主，疏肝化湿为辅，采用中药口服结合直肠给药及耳穴疗法等多途径方法治疗。中药灌肠采用经验方，主要药物组成：大血藤、蒲公英、败酱草、延胡索、丹参、赤芍、三棱、莪术。耳穴治疗使用王不留行贴压耳穴，选用子宫、卵巢、内分泌、肝、肾、脾六穴。在药物治疗的同时还要注意情志的调治、心理的疏导。

曾倩教授认为，子宫腺肌病合并不孕的病机以瘀为核心，肾虚血瘀为不孕基本病机，主要表现为虚实夹杂证。证治上需分期论治，非经期以补肾活血，调经助孕，佐以疏肝理气，兼软坚散结；经期宜因势利导，但要注意活血不伤正、化瘀不留瘀；孕后以补肾健脾，及早安胎为要。此外，心理疏导需贯穿诊治始终，重视药物灌肠、穴位贴敷等中医特色治疗方法的运用。

曾倩教授认为，盆腔炎性疾病后遗症所致不孕之关键在于邪气反复，久则胞络不畅、脾虚失运，外邪阻滞胞脉不畅，而致阴阳不能相合，故无孕。常以攻邪、固本兼以疏肝通络为诊疗思路，临床治疗以汤剂与外治法同疗，祛邪扶正以助孕。

三、诊疗验案

验案一：归芍左归饮合四逆散加减治不孕

王某，女，28 岁，眉山青神县人，2008 年 8 月 7 日初诊。

患者已婚，孕 0 产 0。患者月经周期推后 7 年，未避孕未孕 1 年余，曾多处治疗不见其效。现已停经 3 个月，尿 HCG 阴性。患者 16 岁月经初潮，规律 5 年后出现月经周期推后，60 余日一行，5 ～ 6 日净。LMP：2008 年 4 月 16 日。量中，色黯，夹少量血块，经行少腹胀痛。PMP：2008 年 2 月 13 日。刻下：白带量少，脱发甚，健忘，性欲减退，口干口苦，心情烦躁，手足心热，压力大，舌红，苔薄白，脉弦细。B 超示：子宫前后径 3.8cm，内膜厚 0.6cm，余未见异常。血激素：FSH

5.85mU/mL，LH 9.35mU/mL，E_2 80.84pg/mL，P 4.07ng/mL，T 21.9ng/dL，PRL 99.77μU/mL。中医诊断：月经后期，原发不孕。证属肾虚肝郁冲任失调。治以补肾疏肝，活血调经。方用归芍左归饮合四逆散加减。方药：当归10g，生地黄10g，山茱肉10g，茯苓10g，枸杞子10g，枳壳10g，醋柴胡10g，白芍15g，山药15g，刺蒺藜15g，制何首乌18g，炙甘草6g。4剂，水煎服，2日1剂，每日3次。乌鸡白凤丸（蜜丸），每次1丸，每日2次。

二诊：服药后于2008年8月17日月经来潮，经行腹痛明显减轻，经行夹块较前减少，心烦改善，守上方随症加减，再服4剂。

三诊：末次月经2008年9月30日，周期为45日，经行腹痛消失。但月经量少、色暗，经行腰痛明显。白带量少，脱发甚，夜尿频，健忘，舌红，苔薄白，脉沉细。辨证为肾虚冲任不充，治以补肾养血调经。方用归芍左归饮合五子衍宗丸，去车前子、五味子，加龟甲10g，鹿角片6g，香附10g。胎宝胶囊，每次3片，每日3次，间断服2个月。随访月经规律，并已怀孕。

按语：归芍左归饮是在左归饮的基础上加当归、白芍而组成。方中重用熟地黄滋阴补肾为主，山茱萸、枸杞子加强滋肾阴、养肝血为辅，茯苓渗湿健脾为佐，炙甘草、山药益气健脾。加当归、白芍加强滋补肾阴、养肝疏肝之效。诸药合用，共奏滋肾养肝之功效。四逆散是治疗肝郁气滞的代表方，方中柴胡疏肝解郁，枳实升清降浊，白芍、甘草柔肝理脾、缓急止痛。婚后日久不孕，性情抑郁，肝失疏泄，迁延不解，导致肝阴内耗，甚则虚火泛滥。肝肾同源，影响胞宫、冲任，精卵难以结合成孕。四逆散具有疏通气机之效，气机调畅则血脉通畅，气血得以调和，冲任通盛，经孕自调。

验案二：五子衍宗丸合四逆散、四物汤加减治不孕

朱某，27 岁，2009 年 9 月 24 日初诊。

2007 年 10 月，孕 3 个月，发现胎儿停育，清宫，未避孕未孕 1 年，2009 年 9 月 13 日输卵管碘油造影显示双侧输卵管扭曲，通而不畅。不孕免疫全套阴性。平素月经经期 3 ～ 4 日，周期 30 日，量、色、质正常；LMP 9 月 16 日，量中，色鲜红，夹血块；腰腹痛，经前乳胀，白带正常，纳眠可，大便干，夜尿 1 ～ 2 次，时疲倦，焦虑，舌红，苔黄厚，脉滑。诊断：继发不孕。辨证：肾虚肝郁，湿热瘀结。方药：①五子衍宗丸合四逆散、四物汤加减。药用菟丝子 15g，枸杞子 10g，覆盆子 10g，醋柴胡 10g，枳壳 10g，白芍 15g，干地黄 10g，当归 10g，川芎 10g，生蒲黄 10g，丝瓜络 15g，路路通 10g，水蛭 5g。②中药灌肠及耳穴治疗。药用大血藤 30g，蒲公英 15g，败酱草 15g，延胡索 15g，丹参 15g，赤芍 15g，三棱 15g，莪术 15g。浓煎后直肠给药。耳穴取子宫、卵巢、内分泌、肝、肾、脾。③情绪疏导。认真倾听患者的诉求，减少其疑虑和急迫心情，增强患者的治疗信心。

用上述方法治疗 6 个月后，尿 HCG（＋）。B 超检查，宫腔内探及 0.1cm×0.3cm 孕囊回声。遂收入院行保胎治疗。

按语：患者双侧输卵管扭曲，通而不畅，用丝瓜络、路路通、水蛭破血祛瘀通络；患者久不受孕，心理压力大，乃致精神抑郁，日久可致肝气郁滞，肝失疏泄，用四逆散疏肝理气，调经助孕；菟丝子、枸杞子、覆盆子滋肾益阴，调补冲任；生蒲黄、川芎活血化瘀；当归、白芍养血活血。上药合用，共奏补肾疏肝、化瘀通络之效，结合中药灌肠及耳穴按压，使输卵管通畅而受孕。

四、经验发微

曾倩教授调治不孕症注重调肾，根据行经期、经后期、经间期、经前期不同的阴阳转化、消长节律分阶段辨证施治，结合子宫内膜在四期的不同变化特征，遵循活血化瘀—滋肾养血—补肾活血—调节肾阴肾阳的序贯立法原则给予周期性用药，使遣方用药更适合月经周期机体的变化，以调节全身脏腑阴阳气血的动态平衡。

参考文献

［1］朱乐章，李艳锦，曾倩. 曾倩从肝肾论治月经后期经验撷要［J］. 辽宁中医杂志，2010，37（8）：1452-1453.

［2］王楠，徐银静. 曾倩主任医师治疗输卵管性不孕的经验总结［J］. 福建中医药，2011，42（5）：33-34.

赵荣胜治验

一、名中医简介

赵荣胜主任医师是安徽省名中医、安徽省第一批跨世纪中医学术和技术带头人、指导老师，全国第三批、第五批名老中医药学术经验继承工作指导老师，师从新安医家徐氏中医妇科第 13 代传人、安徽省中医院主任医师徐志华先生。从医 45 余载，尤擅妇科，重点研究不孕不育症。在《黄帝内经》《伤寒杂病论》等中医经典的影响下，赵荣胜医师认为现代妇科疾病有瘀血之征者十居七八。著有《赵荣胜妇科临床经验选》一部，合作整理专著一部。获省、市科技进步三等奖各一项。

二、辨治心法（经验、要点）

1. 审因辨证，综合治疗 赵荣胜主任医师认为输卵管阻塞型不孕多因经期、产后（含流产）胞门未闭，摄生不慎，风寒湿热内侵，留滞作祟；或产后恶露残留、手术损伤脉络，营血外溢留滞，瘀积胞宫；或七情内伤，气行不畅，血行瘀阻；或反复流产，损伤肾气，冲任气血不和，气血易停滞瘀阻。日积月累，脏腑功能失调，气机阻滞，胞脉胞络瘀浊内阻，致使冲任气血运行不畅，阻碍精卵在生殖道的运行和摄纳。故输卵管阻塞的根本病机在于"瘀"，治疗以活血化瘀、行气通络为主，据临床证候表现常分为气滞血瘀、寒凝血瘀及瘀热互阻三型论治。气滞血瘀型治以行气活血、疏肝通络，采用自拟加减丹栀逍遥散（由牡丹皮、山栀子、柴胡、赤芍、当归、王不留行、皂角刺、鹿角霜、丹参、红藤、败酱草、茜草、黄芪、路路通、海螵蛸组成）；寒凝血瘀型治以温经散寒、化瘀通络，采用自拟加减少腹逐瘀汤（由当归、赤芍、川芎、炮姜、肉桂、小茴香、延胡索、五灵脂、制乳香组成）；瘀热互阻型治以清热化瘀，采用自拟舒经散（由丹参、赤芍、金银花、野菊花、王不留行、牡丹皮、山栀子、桃仁、乳香、红藤、败酱草、川楝子、延胡索等组成）。在输卵管阻塞性不孕的治疗中，常用经典药对，寒瘀者以桂枝配当归，热瘀者以山栀子配牡丹皮，滞瘀者以当归配川芎、王不留行配路路通，毒瘀者以红藤配败酱草。

赵荣胜医师治疗输卵管阻塞性不孕，除内服中药外，还根据输卵管与直肠相邻，药液易于渗透的特点，自拟双藤汤（以红藤、忍冬藤等 32 味对药组成，具有补肾活血、清热解毒之功效）进行中药保留灌肠，以畅通经络、行气活血；采用输卵管通液术以疏通管道、打通瘀塞；采用多功能盆腔治疗仪或中药药渣外敷加用神灯照射等物理疗法以促进血液循环，加快炎症的吸收等，综合治疗，以期达到最好效果。

2. 标本结合应对免疫性不孕 针对免疫性不孕，赵荣胜主任医师认为病机应是本虚标实，即肾虚为本，瘀热为标，并自拟消抗汤（由丹参、赤芍、金银花、野菊花、王不留行、当归、川续断、菟丝子、黄芪、山萸肉、淫羊藿、桑寄生、何首乌、白花蛇舌草等组成）以补肾活血、清热解毒，每每验之于临床，疗效满意。

3. 医养并重，综合调理 在治疗不孕症时，赵荣胜主任医师除注重用药外，还常常告诫患者需节制房事，不忘运动；同时十分强调患者的饮食习惯，嘱其忌辛辣甘肥生冷，多食蔬菜、水果之品；同时要求患者保持心理健康，心态平和，遇事不偏执，不背包袱，思想恬淡、单纯以应自然，这样方能达到最佳的治疗效果。

三、诊疗验案

验案一：小柴胡汤合桃红四物汤加减治不孕

叶某，女，29 岁，农民，1975 年 7 月 2 日初诊。

产后第 2 日突然恶寒发热（体温 38.9℃），口干欲饮，恶露量少，少腹刺痛，大便干结，小便短涩黄赤，舌红，苔薄黄，脉数。证属热入血室，瘀热互结。治以和解少阳，清热化瘀。方药：柴胡 15g，黄芩 10g，法半夏 10g，当归 10g，赤芍 12g，生地黄 10g，桃仁 10g，红花 10g，牡丹皮 10g，葛根 15g，木通 6g，车前子 15g，大黄 6g，甘草 5g。2 剂。

二诊（1975 年 7 月 4 日）：药后热降（38℃），大小便通畅，恶露量增多，少腹仍刺痛，原方去木通、车前子、大黄，加生山楂 15g，败酱草 15g，2 剂。

药后热退痛止。嘱避风寒，慎起居，饮食调养。

按语：产后第 2 日，胞宫正开，病邪由此而入，与恶血互结，壅滞胞宫。处方以小柴胡汤合桃红四物汤加减，前者疏调气机、透达热邪，后者活血化瘀，因药证相符，故应手取效。

验案二：桂枝茯苓丸治不孕

王某，女，34 岁，干部，2003 年 8 月 4 日初诊。

近年来经前及经期左侧乳房胀痛，局部可触及 1cm×1.5cm 大小一包块，表面光滑，质软，推之可移，西医拟诊"乳腺小叶增生"。每 28 日行经 1 次，每次 4 日。经量中等，色紫，血块多，经期腹痛，末次月经 7 月 21 日。舌边有瘀点，脉沉弦。证属气滞血瘀，治以行气活血、软坚化结。方药：桂枝 10g，茯苓 15g，赤芍 15g，牡丹皮 10g，桃仁 15g，香附 10g，柴胡 9g，地龙 10g，夏枯草 10g，皂角刺 10g，橘核 10g，鹿角霜 10g，昆布 10g。10 剂。

二诊（2003 年 8 月 25 日）：上方 10 剂服完后，又服 10

剂，8 月 18 日月经来潮，经期乳房胀痛减轻，腹痛消失，原方加麦芽 20g，15 剂。

三诊（2003 年 9 月 30 日）：9 月 17 日行经，乳房无明显不适，包块也缩小，因患者服汤剂不便，上方改为丸剂，每次 10g，每日 3 次。连服 3 个月，包块消失。

按语：本例证系气滞血瘀，故方用桂枝茯苓丸活血化瘀；加香附、柴胡疏肝理气；地龙、夏枯草、皂角刺、橘核、鹿角霜、昆布通经活络，软坚散结，用药 5 个月，痛止肿消。

四、经验发微

赵荣胜主任医师在继承前贤的基础上，结合自己的临床体会，总结出补肾、活血、调经的不孕症治疗大法，其中补肾是提高疗效的关键。他认为不论何种病症，在遣方用药时均可适当加入补肾之品，同时遵循古人"善补阳者，必于阴中求阳，则阳得阴助而生化无穷；善补阴者，必于阳中求阴，则阴得阳升而泉源不竭"之法，将温阳与育阴药同用，并喜用对药配伍，如六角霜配穿山甲（代）、川续断配桑寄生、二仙配二至等。病久年长的不孕症患者有易虚、易瘀的病理特点，赵荣胜医师除补肾外，常在活血药中配以行气之品（如桃仁、红花、丹参、益母草常配川芎、香附、川楝子等），在化瘀药中常配以温阳之品（如泽兰、三棱、莪术配鹿角霜、淫羊藿、菟丝子、肉桂、桂枝等），概因温能使经血畅行，则其虚、瘀得以纠正，故疗效满意。

参考文献

[1] 叶脉延. 赵荣胜运用调肝活血化瘀法治疗妇科疾病经验 [J].
河南中医，2014，34（5）：817-818.

宗修英治验

一、名中医简介

宗修英，民革党员，北京市人，1926 年 7 月出生。北京友谊医院主任医师，教授。自幼秉承家学，耳闻目睹前辈论医临诊，除攻读经史子集外，还涉猎各家医书。大学毕业后，从父侍诊助医，又拜入张菊人、赵树屏门下，既继承家训，又得到师承，形成了独特的学术见解和临证经验。

二、辨治心法（经验、要点）

宗修英教授认为，肾为先天之本，脾为后天之本，气血生化，孕育生命皆赖之。不孕症多由脾肾不足、痰湿内停所致。痰湿内停则脾肾失用，气血无源，何谈孕育。痰湿化则脾肾健运，气血充盈，孕育之功自生。此即治痰湿所以助脾肾、补脾肾所以祛痰湿之由也。而不孕症在临床辨证中以虚实夹杂为主，在邪实中以广义无形的内在痰湿为主，临床上以痰湿不孕最为常见，可分为脾虚生痰湿致不孕和肾虚生痰湿致不孕 2 种，治疗当在辨证基础上注重除化痰湿，以二陈汤最为常用，同时根据辨证加减配伍，组方灵活多变，但均以二陈汤之思路为总则。宗修英教授善用二陈汤加减治疗不孕症，有"虚则二陈、实亦二陈"之论。在二陈汤基础上可配合五苓散、苓桂术甘汤、仙灵汤等方，施以清利、芳化、淡渗、苦燥、温化、提壶揭盖等法，亦可添加补肾安胎之品，灵活多变。

三、诊疗验案

验案一：黄芪建中汤、四物六君子汤治不孕

张某，女性，27岁，1978年6月10日初诊。

结婚5年未孕。每月经期后错10～15日，量少、色淡，稍见即止。妇科检查见子宫略后倾，男方检查未见异常。现症见头晕身疲，饮食减少，腰酸腿软，小腹冷痛，带下清稀，日渐消瘦，平时手足冰冷，动辄汗出，气短心悸，睡中易惊，大便时溏，小便正常。患者面色无华，舌淡，苔薄白，脉沉细无力。辨证为脾肾阳虚，气血亏损，冲任失调。治以温补脾肾，益气养血。方药：黄芪25g，桂枝10g，白芍20g，生姜5片，甘草6g，大枣10枚，炒当归10g，桂圆肉18g，炒酸枣仁15g，饴糖40g分兑。10剂。

二诊（6月24日）：药后腹痛减，饮食略增，汗少，余证同前，原方桂枝改为肉桂8g，黄芪改为35g。20剂。

三诊（7月20日）：药后月经曾一至，量色有好转，持续4日而止，精神较好，气力倍增，手足已温，小腹不冷，二便正常，睡眠安好。脉沉缓、稍细，面色略现红润。原方继服20剂。

四诊（8月15日）：月经过期未至，舌苔薄白，舌质正常，脉沉缓。现另拟一方，服后如月经仍未至，嘱去妇科检查。方药：当归10g，白芍12g，熟地黄15g，川芎3g，党参

15g，白术 10g，半夏 6g，茯苓 10g，甘草 6g，陈皮 5g。7 剂。

五诊（8 月 31 日）：经妇科检查，妊娠反应阳性。嘱停药观察。足月顺产一男婴。

> 按语：本例不孕，临床多见，证候以正气亏虚为主，可见如饮食减少、肢冷汗出、气短头晕、便溏带稀、消瘦无华等表现，均属脾阳亏损、运化失司、气血虚衰之象。而小腹冷痛、身疲腿软又属肾虚之征。脾肾双虚，心阴受损，故时心悸、眠中易惊。至于舌脉所见，均为气血并衰之象。肾阳不煦则脾运不健，脾不化生则肾精失养。当此之际，卵子无以成熟，焉能成孕？在治疗上，根据"虚者补之""损者益之"之大法，选用黄芪建中汤（黄芪、桂枝、白芍、姜、枣、甘草、饴糖）以健脾胃而通营卫，加当归、桂圆肉、炒酸枣仁以养血安神。药后稍效，桂枝改用肉桂者，因桂枝气薄走表，而肉桂则味厚，可助阳而温中。重用黄芪者，取其助脾阳而益气血也。40 剂后，诸证均愈，改服四物六君子汤以调补气血，旋即受孕矣。

验案二：毓麟珠加减治不孕

齐某，女，27 岁，1980 年 3 月 2 日初诊。

结婚 3 年，一直未孕，妇科检查见宫体偏小，其爱人检查未见异常。平时月经后期，量少色暗，2～3 日即止，经期腹痛，心情烦急，精神疲惫，久经治疗，从未获效。现症见腰痛如折，腿软无力，精神萎靡，饮食无味，小便清长，大便一般，不耐寒热，性欲低下，每于房事后即感一身瘫软，一两日难以恢复。睡眠不酣，昼则神疲懒言。检查见面色晦黯，精神不振。舌苔薄白，脉沉细略迟。辨证：肝肾两虚，冲任失调。

治法：滋阴益精，助阳益督，调理冲任。处方：当归 15g，白芍 15g，熟地黄 20g，党参 15g，甘草 8g，淫羊藿 15g，杜仲 10g，菟丝子 12g，川椒 6g，丁香 6g，鹿角霜 12g，陈皮 5g。10 剂，嘱避房事。

二诊（3 月 15 日）：证势同上，自觉精神好转，嘱继服前药 20 剂。

三诊（4 月 10 日）：精神较好，心情开朗，腰际尚酸，下肢有力。行经一次，量色均有转机。食欲日增，但觉口咽发干、尿黄、便秘。睡眠欠安，性欲稍复。脉沉细缓，舌苔薄淡黄。因苦于煎药，要求服丸药，仍按原方加减配丸调理。方药：当归 30g，白芍 50g，生地黄、熟地黄各 80g，党参 45g，白术 30g，杜仲 30g，淫羊藿 30g，菟丝子 30g，鹿角霜 25g，丁香 20g，川椒 20g，首乌藤 60g，甘草 25g，砂仁 20g。2 剂，共研细末，炼蜜为丸，重 6g，早晚各服 2 丸，白开水送下。

四诊（7 月 2 日）：服药中 5 月来潮一次，量色均可，6 月末至。近来又感身疲懒动，饮食欠佳，并见恶心。妇科检查，妊娠反应阳性，嘱停药调养。

按语：本例不孕纯属虚证，临床并不少见。据其症状分析，此例是以肾气虚衰为主。盖人之肾气旺盛则月事以时下，精力充沛，性欲生殖始能正常。而本例在气血方刚之年，竟腰痛腿软，精神萎靡，经水量少，性欲低下，是肾气虚衰之象。心情烦急，不耐寒热，脉沉细略迟，为肾之阴阳两虚，故寒热并见。由于肾虚不能养肝，故见烦急、血少、睡眠不酣，房事后精神难以恢复。由于肾虚不能温脾，可见运化失常，饮食无味。总之，由于肾虚累及肝脾，故治疗原则以填补肾精为主，兼顾肝脾。方用张景岳毓麟珠加减。方中菟丝子、杜仲、鹿角霜温养肝肾，调补冲任，强阴益精；淫羊藿、丁香有温阳治痿、治女子不孕之功；当归、白芍、熟地黄、党参补气血，佐川椒以温督脉。另加少量陈皮，以防壅滞、滋腻之弊。嘱避房事者，防止肾气未充，又复斫丧耳。药后症减，因稍见燥热之象，故于配丸方中略事加减，增入生地黄、首乌藤以滋阴清热安神，更加白术以助后天。用砂仁易陈皮，仍遵原意也。药后肾气充实，故能有子。

四、经验发微

宗老认为，二陈汤功兼健脾渗湿、化痰理气，标本皆具，药少力专，斡旋中州，健脾而不壅滞，祛邪而不伤正，燥湿而不助热，无论寒热虚实，属痰湿病证者，治疗时均可以二陈汤作为基本方。但五脏之痰各有特点，病位、病性、兼夹不同，应灵活变通。病位在上者宜芳化、宣化湿浊；病位在中焦者宜温燥痰湿，参以降之、举之、疏之，平调气机；病位在下者应淡渗利湿，因势利导。如加芳化湿浊之藿香、佩兰治疗痰浊上扰清窍之头晕目眩；加浙贝母、白芥子、丹参、益母草、牛膝、穿山甲（代）、水蛭治疗脑血管病、类风湿关节炎和胸腔积液；加瓜蒌、薤白、郁金、桂枝燥湿化痰，温通胸阳，治痰湿互结之胸痹；加理气软坚散结之昆布、海藻、生牡蛎、黄药子、当归、川芎、柴胡治疗瘿瘤、瘰疬、痰核、乳癖、积聚，借海藻与甘草相反相成，功效更宏。

参考文献

[1] 宗修英. 不孕症医案按 [J]. 中国农村医学, 1982, 6: 49-51.

张志远治验

一、名中医简介

张志远（1920—2017），男，生于 1920 年 7 月。国医大师，山东中医药大学教授、主任医师，硕士研究生导师，山东省名中医药专家，济南市第九届人大代表，山东省第六届政协委员，卫生部中医作家协会成员，全国中医各家学说研究会顾问，享受国务院政府特殊津贴。从医 70 余年，临证善用经方，但不拘泥于经方，治疗灵活多变，疗效显著。尤长于妇科。对不孕症等妇科杂病有着独特的辨治经验。主编《中国医学史》《中医各家学说》《中医妇科学》《医林人物评传》《医林人物故事》等，主审《山东中医药志》、法文《中医名词字典》，辑有《张志远医论探骊》，穷 40 年之心血著成《中医源流与著名人物考》《空谷足音录》《诊余偶及》《蒲甘札记》等。

二、辨治心法（经验、要点）

张志远教授善治各种疑难杂症，对于不孕症的治疗也有着丰富的临床经验，疗效显著。张志远教授认为不孕症的发生与肾—天癸—冲任关系密切相关，不孕症的发生多由肾虚、肝郁、饮食不节等原因所致，其基本病机为肾气不足导致冲任虚衰，无法摄精成孕；或情志失调，素日抑郁或思虑，易引发肝气郁结，气机不畅，疏泄失司，从而使气血失调，冲任不能相资而不孕；或饮食不节，过食肥腻、辛凉食物等，使水湿内停成痰，或阳虚瘀血内生，痰与瘀阻滞冲任、胞宫，从而导致不孕。治疗上应以补肾益气、疏肝解郁、活血化瘀、健脾化痰为主。

三、诊疗验案

验案一：大黄牡丹汤与桂枝茯苓丸加减治不孕

患者，女，30岁。

患者下腹部坠痛，月经来潮前加重，结婚七年未育。医院检查示输卵管一侧粘连、一侧积水，服桂枝茯苓丸虽积水减少，但输卵管仍粘连不通，白带量多。先生认为该患者证属湿热瘀滞，气血凝聚，热结不散，采取活血通络、祛瘀散结治法甚为适宜。故以《金匮要略》大黄牡丹汤与桂枝茯苓丸合剂调理。方药：大黄20g，牡丹皮100g，桃仁100g，冬瓜子50g，玄明粉5g，茯苓100g，桂枝100g，白芍50g，再添川芎50g，罗勒50g，没药50g，蒲黄50g。碾末，水泛为丸，每次6～10g，每日2～3次。

连用2个月后出现妊娠反应，10个月后产下一子。

按语：该患者由于湿热郁滞，气机不畅，导致冲任受阻，胞脉不通，不能受孕。《景岳全书·妇人规》言："种子之方，本无定轨，因人而药，各有所宜。故凡寒者宜温，热者宜凉，滑者宜涩，虚者宜补，去其所偏，则阴阳和而生化著矣。"张志远教授抓住疾病本质，合二方之效，重在活血化瘀、祛湿通络。方中大黄泻火逐瘀，牡丹皮凉血清热、活血散瘀，二者合用，共奏泄热逐瘀之效。玄明粉软坚散结，协大黄荡涤湿热，促其下行；桃仁善破血、通瘀滞；冬瓜子消痈、利水、除湿；桂枝既可温阳通脉，助桃仁等活血化瘀之力，又可合白芍养血和营；茯苓益气养心，祛湿利水；川芎活血行气，适用于气滞血瘀诸症；罗勒化湿活血，可增强激素分泌，提高卵子排出率；没药行气活血；蒲黄消癥止痛。综合全方，乃为泄热逐瘀、消结散痛、化瘀生新、调和气血之剂。《汤液本草·东垣用药心法》云："丸者，缓也，舒缓而治之。"故凡治疗需时日久之病，先生喜用水丸，取其所含药量多、释药缓慢、延长药效之意，且携带方便，易于坚持，更有利于患者持续接受治疗。

验案二：下瘀血汤加减治不孕

1980 年，先生于山东济南历城诊一不孕女子。

其月经前腹痛，月经量少、色黑、有血块，且经期紊乱，50～70 日。舌紫黯、有瘀点，脉沉涩。结婚 4 年未生育，医院检验见宫体较小，右输卵管多囊性卵巢，其他均无异常。方药：大黄 20g，桃仁 50g，䗪虫 50g，三棱 50g，没药 20g，莪术 50g，红花 50g，肉桂 30g，川芎 30g，当归 50g，细辛 20g，丹参 50g，干姜 20g，小茴香 15g，益母草 50g，碾末，加红糖 100g，水泛成丸，每次 6～10g，每日 2～3 次。诸药配伍可破血行气，温经通脉，散寒止痛。患者服药后，月经恢复正常，且疼痛症状消失。

5 个月后，出现恶心、嗜食酸辣等妊娠反应，测试知已怀孕，如期产下一男婴，母子都很健康。

按语：下瘀血汤可治疗郁阻腹痛、瘀血阻滞、经水不利等症，三棱、没药、川芎、莪术可活血化瘀、破血行气、通经止痛，红花、丹参、益母草活血通经、祛瘀止痛，肉桂、干姜、小茴香可温里散寒、温经止痛，当归补血调经、活血止痛。诸药并用，可调理妇女经期疼痛、月经延后或闭经，瘀血及慢性盆腔炎输卵管不通，影响精卵结合而致的不孕。该方以活血化瘀、温里散寒、调理冲任二脉为主，长久服用无不良反应，效果很好。

验案三：下瘀血汤加减治不孕

患者，女，28 岁。

结婚 4 年无孕。B 超检查示子宫宫体较小，多囊性卵巢。西医诊断为慢性盆腔炎，多囊卵巢综合征。患者既往月经无规律，至今已有 50 ～ 70 日未至。经前腹痛、月经量少。现症见少腹胀满，舌暗，脉沉涩。方药：大黄 20g，桃仁 50g，䗪虫 50g，三棱 50g，没药 20g，莪术 50g，红花 50g，肉桂 30g，川芎 30g，当归 50g，细辛 20g，丹参 50g，干姜 20g，小茴香 15g，益母草 50g，碾末，加红糖 100g，水泛成丸，每次 6 ～ 10g，每日 2 ～ 3 服。连用 2 ～ 3 剂。

服 5 个月后，患者复诊，自诉恶心、嗜食酸辣，医院检查确定怀孕，并如期产下一个男婴，母子健康。

按语：患者经量少，无规律，经前腹痛，说明瘀血日久，阻滞冲任，壅塞少腹，结癥瘕于冲任之间，故结婚 4 年而无子，需活血化瘀为主，通利冲脉。此方用下瘀血汤加益母草、红花、丹参等活血化瘀之平和之品；加三棱、莪术，二者皆为消癥瘕专药，性近平和，虽坚如铁石亦能徐徐消除；加没药，推陈致新、破宿血而消肿止痛；加佛手散，即川芎、当归，二者皆为血分之主药，当归倍于川芎，防其辛窜而伤气，二者合用能使瘀去而新生；肉桂、干姜、小茴香温中调气、消癥瘕；加细辛，为众活血消癥药中加入辛香走窜药，使之开通气道，气为血之帅，气行则血行，周身之气通而不滞，则血活而不瘀。是以其方可久服无弊，而坚结之癥瘕可徐徐消除也。

验案四：自拟方合桂枝茯苓丸治不孕

唐某，女，31 岁，1952 年 11 月初诊。

结婚七年从未怀孕。下腹时时坠痛，经前加重已年余。刻诊：经行后期，量少，色黯、质薄、有块，带下量多色白，腰骶酸楚不适，脉沉迟，舌淡、有瘀点，苔白。妇科检查示下腹触痛，宫颈光滑，子宫稍后倾，双侧附件可触及包块，压痛明显。血白细胞 7×10^9/L，血沉 30mm/h。诊为慢性盆腔炎。中医辨证属寒滞血凝。治宜温经散寒，化瘀通络。方药：延胡索 15g，当归 12g，肉桂 9g，甘草 6g，丁香 8g，山楂核 2g，郁金 15g，丹参 9g，川续断 15g，肉豆蔻 9g，桃仁 10g。水煎，每日 1 剂，分 2 次服，连服 7 剂后复查。

二诊：服药后腰腹坠痛减轻，白带量减少，两侧附件包块仍有压痛。嘱继用前方，并加服中成药桂枝茯苓丸。

次年 12 月患者来告，用药半年后症状消失，妇科检查基本正常，秋季已怀孕。追访，足月顺产一男婴。

按语：张老认为，慢性盆腔炎按中医辨证多属气滞血瘀、癥瘕积聚，常表现为小腹一侧或两侧经常性隐痛、坠胀，劳累、性交及行经时加重；触诊有条状、包块状癥瘕且有压痛；带下色黄，腰骶酸楚，月经不调。究其成因，主要是感受寒湿，余邪未除，迁延反复，日久导致冲任受损，脏腑失调，气血耗伤，结果陷入因邪致瘀、因瘀致虚，虚处藏奸，邪气更易留滞的不良循环。本病的病理关键在于寒湿凝滞胞络，所以张老强调临证施治时，切莫一见炎症概作火热论治，而应辨证用药。

四、经验发微

不孕症是妇科临床常见病，近年来，随着生活节奏的加快，工作压力的增大，患不孕症的患者也日渐增多。该患者病起于流产后，胞脉空虚，气虚不运，血行不畅，瘀血内停，阻滞脉络，继而不孕。正如《医林改错》曰："气无形，不能结块，结块者，必有形之血也。"治疗此类不孕症患者，张老通过行气、活血散瘀、温化下焦，消除炎症、积水，促进排卵，收效良好。

参考文献

［1］李崧，刘桂荣. 张志远教授辨治妇科杂病经验拾萃［J］. 时珍国医国药，2017，28（12）：2994-2995.

［2］潘琳琳，王润春，刘桂荣，等. 张志远辨治不孕症的临床经验——附验案四则［J］. 辽宁中医杂志，2016，43（11）：2390-2392.

［3］谢芳，孙孔云，张志远，等. 国医大师张志远治疗盆腔炎经验［J］. 湖南中医药大学学报，2018，38（3）：242-244.

［4］阎兆君. 张志远教授妇科治验拾零［J］. 国医论坛，1991（3）：21-22.